Fitness und Entspannung mit den Fünf »Tibetern«®

Arnold H. Lanz

Fitness und Entspannung mit den Fünf »Tibetern«®

Harmonisierende und aufbauende Übungen für jedermann

Scherz

Die in diesem Buch vorgestellten Übungen sind in Kursen und Seminaren unterrichtet und ausgeführt worden. Bei gesundheitlichen Problemen können sie Rat und Hilfe eines Arztes nicht ersetzen. Autor und Verlag übernehmen keine Haftung für Schäden, die sich aus dem Gebrauch oder evtl. Mißbrauch der in diesem Buch beschriebenen Übungen ergeben.

www.fischerverlage.de

Siebte Auflage 2008
Erschienen im Scherz Verlag,
einem Unternehmen der
S. Fischer Verlag GmbH, Frankfurt am Main
© S. Fischer Verlag GmbH, Frankfurt am Main, 1998/2005
Name und Begriff *Die Fünf »Tibeter«* sind wettbewerbsrechtlich geschützt.
Fotografien: Philipp Walliczek
Einbandgestaltung: Zembsch'Werkstatt, München,
unter Verwendung eines Fotos von Helga Belohlawek, München
Gesamtherstellung: Ebner & Spiegel, Ulm
Printed in Germany

ISBN 978-3-502-25016-6

Dieses Buch widme ich meinen zahlreichen
Seminarteilnehmern und -teilnehmerinnen.
Ich danke meinem Freund und Mentor,
Herrn Jakob M. Gretler, der mich auf die Fünf »Tibeter«
aufmerksam machte und mich anspornte,
sie tiefer und tiefer kennenzulernen.
Meiner Frau Gertrud Stock Lanz danke ich für ihre
vielfältige Unterstützung in meiner Seminararbeit.

Inhalt

Einleitung 11

Teil 1 Grundkurs
Die Fünf »Tibeter« richtig machen

Unser Körper, das unbekannte Wesen 19

Senkrecht, aufrecht, standfest 21

Die Luft ist unser Nahrungsmittel Nummer eins 27

Der Kreisel gibt Schwung 30
So gelingt Ihnen der Kreisel 30 · So gelingt Ihnen die Atmung 33 ·
So entspannen Sie sich nach der Übung 34

Die Kerze sorgt für einen flachen Bauch 35
So gelingt Ihnen die Kerze 35 · So gelingt Ihnen die Atmung 40 ·
So entspannen Sie sich nach der Übung 42

Der Halbmond dehnt die Hals- und Schulterpartie 43
So gelingt Ihnen der Halbmond 44 · So gelingt Ihnen die Atmung 46 ·
So entspannen Sie sich nach der Übung 47

Die Brücke räumt den Magen auf 50
So gelingt Ihnen die Brücke 50 · So gelingt Ihnen die Atmung 55 ·
So entspannen Sie sich nach der Übung 56

Der Berg aktiviert den Kreislauf 57
So gelingt Ihnen der Berg 57 · So gelingt Ihnen die Atmung 60 ·
So entspannen Sie sich nach der Übung 61

Auf einen Blick 62

So wird Ihre eigene »Tibeter«-Praxis zum Erfolg 63
Tägliches Training 63 · Wie üben? 65 · Wann üben? 69 · Wo üben? 71 ·
Risiken und Nebenwirkungen 71

Positive Wirkungen 75
Quelle der Jugend 75 · Chronische Leiden verschwinden allmählich 78 ·
Die mehr als lästigen Kleinigkeiten werden ausgeräumt 79 · Die »Ti-
beter« lösen alte Ablagerungen 81 · Äußere und innere Schönheit 82 ·
Das Immunsystem wird gestärkt 83

Entspannungsanleitung 1: Am Meer 86
Vorbereitung 86 · Das Bild 87 · Feedback 90

Teil 2   Vertiefung
Die Fünf »Tibeter« für Körper, Geist und Seele

Liebe auf den zweiten Blick 93

Medizingeschichte 98
Bekannt waren nur die Körpersäfte 98 · Der Blutkreislauf wird entdeckt
99 · Unser Lebensnerv 100 · Lymphe & Co, die Saubermänner vom
Dienst 100 · Die geheimnisvollen Meridiane 102

Das Geheimnis tiefer ergründen 105
Planung ist das halbe Leben 106 · Positive Gedanken sind wie eine
Vertragsunterschrift 108

Der Kreisel erzeugt Lebensfreude 110
Schöpfen Sie frischen Mut 110 · Werden Sie so lebendig wie quirlendes
Wasser 111 · Wie die Affirmationen funktionieren 112 · Ich bin gesund
115

Die Kerze vertreibt Ihre Sorgen 116
Straffe Bauchmuskeln gefällig? 117 · So werden Sie Ihre Sorgen los 119
· Ich bin sorgenfrei und freue mich meines Lebens 120

Der Halbmond erweitert den Horizont 121
Die Astronautenübung 121 · Ein kleiner Liebeszauber 123 · Eine Beweg-
lichkeitsübung 123 · Brechen Sie auf zu neuen Ufern 124 · Ich bin offen,
begeistert und lebenstüchtig 126

Die Brücke schafft Ordnung 127
Eine Hilfestellung 127 · Ein gesunder, kräftiger Rücken 127 · Lernen Sie
das Geheimnis wirklicher Schlankheit kennen 129 · Ich bin frei, unbefangen, geduldig 130

Der Berg öffnet Herz und Verstand 131
Werden Sie geschmeidig wie eine Katze 131 · Der Berg schärft Ihren
Verstand 132 · Ich lebe weise und im Vertrauen auf meine inneren Kräfte
133

Die vertieften Wirkungen auf einen Blick 134

Entspannungsanleitung 2: Das Ährenfeld 136

Teil 3
Weitere Varianten für Ihre erfolgreiche »Tibeter«-Praxis

Im Geist üben 141

Der sechste Tibeter: Holen Sie Energie von Ihrem Vorrat im
Keller 143
Potenzprobleme? 143 · Bringen Sie Ihren Körper zum Beben 146

Summen: Lassen Sie die fleißigen Bienen für sich arbeiten 149
Schwingung der Energiezentren 150 · Summen im Büro 152

Lachen befreit 155
Die Zeit heilt nicht alle Wunden 155 · Machen Sie Ihren Sorgen Beine 157

Entspannungsanleitung 3: Winterlandschaft 159

Anhang

Fragen zu den Fünf »Tibetern« 163
Fragen zur Anwendung der Übungen 165 · Gesundheitsfragen 173 · Fragen zur Wirkung 181 · Weitere Hilfe 183

Die »Tibeter«-Seminare 185

Literatur 187

Index 188

Einleitung

Die Fünf »Tibeter«, so wie wir sie heute kennen, werden uns in Peter Kelders Buch: Die Fünf »Tibeter« überliefert. Kelder erzählt von einem Offizier der Britischen Armee, der die Fünf »Tibeter«-Übungen entdeckte. Dieser Offizier, ein gewisser Colonel Bradford, war ein weitgereister Mann, denn er hatte der Krone auch im Diplomatischen Corps gedient. Da er alt und körperlich angeschlagen war, interessierte ihn alles, was mit Gesundheit zu tun hat. In Indien kursierten Gerüchte über Gesundheitspraktiken, die als «Geheimnis ewiger Jugend» bezeichnet und die angeblich von tibetischen Mönchen streng gehütet wurden. Colonel Bradford sammelte systematisch alle Hinweise und machte sich schließlich auf, diese geheimnisvolle «Quelle der Jugend» selbst zu entdecken. Er fand die Mönche in einem abgeschiedenen Bergtal im Himalaya, trat in den Orden ein und lebte mehrere Jahre bei den Mönchen.

Nach Jahren kehrte er zurück zu seinen alten Freunden und wurde von ihnen nicht mehr erkannt. Er war ein viel jünger aussehender und sehr vitaler Mann geworden. Sein zuvor ergrautes Haar hatte wieder seine ursprüngliche braune Farbe.

Zu Beginn meines Fünf-»Tibeter«-Einführungsseminars frage ich, wer die Fünf »Tibeter« kenne. Es heben sich einige Hände. Und sofort prasseln Fragen auf mich ein. «Stimmt die Geschichte vom Colonel Bradford?» will Walter wissen.

«Ist es wirklich so, daß die ›Tibeter‹ von Mönchen stammen?» fragt Beate.

«Beim Colonel Bradford sollen die Übungen ja richtige Wunder gewirkt haben. Stimmt es, daß seine grauen Haare wieder braun nachwuchsen?» meldet sich auch Ursula und sieht mich sehr skeptisch an.

Es bleibt eine kleine Weile still, dann sagt Thomas: «Ich denke, daß die Geschichte der ›Tibeter‹ ein gut erfundenes Märchen ist. Ich kann mir nicht vorstellen, daß die Mönche wirklich Streß hatten. Das bißchen beten, das war doch nicht anstrengend. Wozu also hätten die ein jung machendes Fitnessprogramm benötigt? Und wenn sie so etwas gehabt hätten, waren sie als Mönche nicht zur Nächstenliebe verpflichtet? Sie hätten das Programm freiwillig an alle Menschen weitergeben müssen, statt es geheim zu halten und ganz egoistisch nur für sich selbst zu benutzen.»

Als Thomas geendet hat, bleibt es still. Einige Teilnehmer sehen betreten zu Boden. Ich versuche die Stimmung zu retten und sage: «Herzlichen Dank für die vielen Fragen. Ich will versuchen, sie der Reihe nach zu beantworten.»

Ich mache eine kleine Pause und schaue in die Runde. Die Mienen sind immer noch skeptisch, aber immerhin sehen mich die meisten der Gruppe an.

«Also», fahre ich möglichst munter fort, «da wäre zuerst einmal die Geschichte mit dem Colonel Bradford. Ich weiß nicht genau, ob sie stimmt. Ich denke, daß tatsächlich viele Gerüchte darüber kursierten, daß bei tibetischen Mönchen eine Art Jungbrunnen existiere und daß es große Anstrengungen gab, dieses Geheimnis zu lüften. Und ich denke, es gab nur eine Möglichkeit, den Jungbrunnen zu finden: in den Orden einzutreten und mit den Mönchen zu leben. Irgend jemand, möglicherweise der Colonel Bradford, fand den Orden und verschaffte sich schließlich den Zutritt zur Gemeinschaft der Mönche. Damit nahm er automatisch an allen ihren

Praktiken teil. So hat er die Fünf ›Tibeter‹ gelernt und selbst angewandt.»

«Das mag ja sein», unterbricht mich Rita, «aber das ist nicht so wichtig. Mich interessieren viel mehr die Wirkungen. Stimmt das, was über die ›Tibeter‹ erzählt wird? Daß sie verjüngen, Depressionen vertreiben usw.?»

«Ja», mischt sich Veronika ein, «und die grauen Haare, die wieder braun wurden, was ist damit?» Eine ganze Reihe weiterer Teilnehmer stellt Fragen zu den Wirkungen. Ich hebe die Hände und sage: «Zu den Wirkungen komme ich gleich. Zuerst aber möchte ich die Frage nach den Mönchen beantworten. Ich denke, daß sie keineswegs ein leichtes Leben hatten. Erstens kannten sie die vielen Segnungen unserer Zivilisation nicht. Zweitens heißt es von ihnen, daß sie von morgens früh bis abends spät auf dem Feld arbeiteten. Drittens kannten sie wohl keine Fünf-Tage-Woche. Und viertens hatten sie vermutlich keine freien Sonntage, denn die waren durch Gebete, Dienste und Meditation ausgefüllt. Auch Ferien waren ihnen wahrscheinlich unbekannt. Ich denke, daß die Mönche ihre Übungen nicht nur nötig hatten, sondern entwickelten, weil sie sonst ihr volles Pensum nicht geschafft hätten.»

«Sie meinen also», fragte Rita, «die Mönche hatten Streß, genauso wie wir ihn heute haben?»

«Ja, genau das denke ich. Sie standen sehr früh auf, verrichteten ihre Gebete, schufteten den ganzen Tag auf den Feldern, kamen zurück und kümmerten sich um die Besucher, Gläubige usw. Sie arbeiteten hart, rund um die Uhr.»

«Dann kann die Geschichte erst recht nicht stimmen», ruft Thomas, «wann hätten sie denn Zeit gehabt für die ›Tibeter‹-Übungen?»

«Wann sie die Übungen gemacht haben, weiß ich nicht»,

antworte ich und fahre fort: «Ich an ihrer Stelle hätte sie am frühen Morgen gemacht, kurz nach dem Aufstehen – etwa eine Viertelstunde lang, jeden Tag.» «Eine Viertelstunde?» fragt Rita. «Genügt denn das?» «Ja, sicher», antworte ich ihr und ergänze, «das werde ich Ihnen heute in vielen Beispielen zeigen.» Veronika benutzt meine kleine Pause, um nochmals nachzuhaken: «Ich bin keine Nonne und will auch keine werden. Mich interessieren nur die Wirkungen und insbesondere die Geschichte mit den grauen Haaren. Wie steht es nun damit?»

«Entschuldigung, Veronika», antworte ich ihr, «ich komme jetzt gleich zu dieser Frage. Ich bin fest davon überzeugt, daß die ›Tibeter‹ in diesem Punkt genau stimmen. Ich denke, daß …»

Ich werde von vielen Zurufen unterbrochen. «Wirklich?», «Das wäre zu schön, um wahr zu sein!», «Utopie, reine Utopie», «Wenn das stimmt, dann beginne ich sofort mit den Übungen!» Schließlich setzt sich Thomas mit seiner lauten Stimme durch. «Bisher habe ich an der Geschichte gezweifelt. Jetzt wird sie langsam spannend. Erklären Sie uns, wie Sie zu Ihrer Schlußfolgerung kommen.»

Ich warte, bis es ruhig wird, dann sage ich: «Ganz einfach: durch persönliche Erfahrungen.» Die Gruppe ist still. Plötzlich schießt Veronika vor. «Ihre Haare sind aber grau!»

«Das stimmt nicht ganz», antworte ich ihr. «Vor etwa sechs Jahren, also bevor ich mit den ›Tibeter‹-Übungen begann, wurden sie durch sehr negative Erlebnisse praktisch über Nacht grau, und ich hatte großen Haarverlust. Bei meinem letzten Haarschnitt sagte mein Friseur: ‹Ihr Haar ist so dicht, ich habe selten einen so starken Haarwuchs gesehen.› Es gibt also Anzeichen dafür, daß sich meine Haare regenerieren.»

«Aber es gibt doch gewisse Vorbehalte», hakt Veronika hartnäckig nach.

«Nein, ich bin ohne Wenn und Aber felsenfest von der Wirkung der ›Tibeter‹ überzeugt. Aber es gibt einen ganz wichtigen Punkt: Die ›Tibeter‹ können ihre Wirkungen nur in dem Ausmaß entfalten, wie sie auch angewandt werden. Die tägliche Praxis ist somit das A und O. Außerdem: Von den Mönchen wissen wir, daß sie während der Arbeit summten, den sechsten ›Tibeter‹ anwandten, und daß sie Monomahlzeiten aßen. Sie haben also durch zusätzliche Maßnahmen die Wirkung der Fünf ›Tibeter‹ unterstützt.»

«Dann ist das Programm doch nicht so pflegeleicht, wie es immer dargestellt wird», mokiert sich Hildegard.

«Ganz im Gegenteil. Ich kenne kein anderes Programm, das so wenig Zeit benötigt. Der Haken liegt woanders. Die ›Tibeter‹ sind mehr als nur ein Fitnessprogramm, das man abspult. Sie sind eine Lebensphilosophie, in die man nach und nach einsteigt. Durch die Übungen kommt man automatisch zum Nachdenken über den eigenen Körper. Man beginnt,

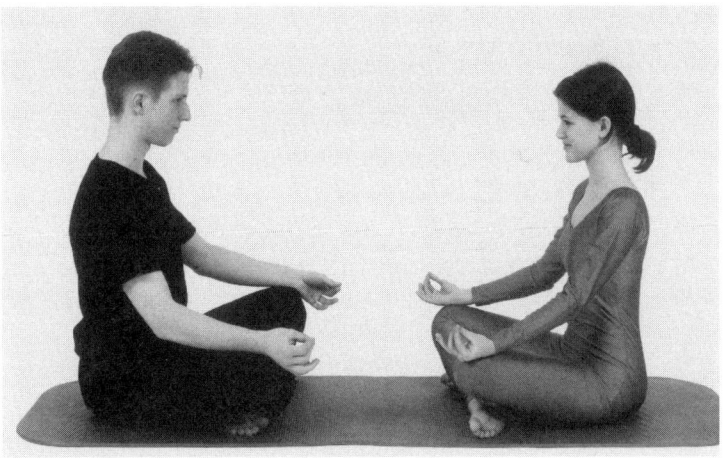

Vor dem täglichen »Tibeter«-Training

ihn zu lieben, ihn in seinen Funktionen zu unterstützen. Man wird z. B. aufmerksam auf Lebensumstände, die Ernährung oder Gefühle. So ergibt sich eines nach dem anderen, und ganz nebenbei können sich so auch die Wirkungen der ›Tibeter‹ schneller und reibungsloser entfalten.»

«Zeigen Sie uns auch solche Punkte in diesem Seminar?» will Boris wissen.

«Ja, das tue ich gerne», antworte ich, klatsche in die Hände und sage: «Laßt uns mit der Praxis beginnen, denn wir wissen jetzt ja, daß sich die ›Tibeter‹ nur entfalten können, wenn wir aktiv werden.»

Teil 1   Grundkurs

Die Fünf »Tibeter« richtig machen

Unser Körper, das unbekannte Wesen

Fred kann alle »Tibeter«-Übungen auf Anhieb recht gut ausführen. Doch bemerke ich seinen schmerzvollen Gesichtsausdruck. «Bereiten Ihnen die Übungen Schmerzen?» «Ja», sagt er, «aber es sind nicht die ›Tibeter‹, sondern mein Muskelkater. Vorgestern war ich auf einer langen und schwierigen Bergwanderung. Ich wußte gar nicht, wie viele Muskeln ich habe. Jetzt spüre ich sie alle auf einmal.»

Wir leben in und mit unserem Körper – aber wir kennen ihn nicht oder nur schlecht. Wir meinen, mit Essen, Trinken, Zahn- und Körperpflege würden wir alle Bedürfnisse unserer leiblichen Hülle abdecken. Dieser Glaube wird dadurch bestärkt, daß der Körper, insbesondere in der Jugend, meist völlig reibungslos und unauffällig funktioniert. Wir fühlen uns wohl und vital. Wir verfügen über gute Augen, sensible Ohren und eine einwandfreie Verdauung. Unser Organismus reguliert, steuert und funktioniert im Hintergrund. Er hält die Körpertemperatur konstant, regelt den Kreislauf, ermöglicht die Atmung, meldet uns Hunger und Durst usw. Das alles sehen wir als selbstverständlich an. Bis, ja bis irgend etwas passiert: Muskelkater, Durchfall, Grippe, Atemnot, Migräne, Kreislaufprobleme, Erbrechen oder was auch immer. Jetzt wird uns bewußt, daß unser Körper ein lebender Organismus ist, der nicht beliebig belastet werden kann.

«Ich kann einfach nicht auf jede Kleinigkeit Rücksicht nehmen», sagt Joachim. «Ich habe eine Familie zu ernähren. Da bleibt mir nichts anderes übrig, als die Zähne zusammenzubeißen. Etwas Härte schadet nicht, denn was mich nicht um- bringt, das macht mich stärker.»

«Ich verstehe Sie sehr gut, denn ich habe auch jahrelang so gedacht», antworte ich ihm. «Wir Menschen vertragen viel Anspannung und sind für Leistung gebaut. Aber es gibt einen sehr wichtigen Punkt: Unser Organismus benötigt nach jedem Kraftaufwand unbedingt eine Entspannung. Zudem ist es so, daß Hektik, Streß und Frustration keine eigentliche An- spannung, sondern vielmehr ein Verkrampfen sind. Wir wer- den sehen, daß die ›Tibeter‹-Übungen diese unnatürlichen Belastungen ausgleichen.»

«Sie meinen, daß ich mit den ›Tibetern‹ Streß abtragen kann?»

«Nicht nur Streß, sondern die körperliche Überbelastung generell, denn die ›Tibeter‹-Übungen geben dem Organismus das, was ihm heute oft fehlt: eine vollständige, korrekte An- spannung und eine ebensolche Entspannung.»

Die »Tibeter« bewirken zudem etwas sehr Wertvolles. Sie geben Rückmeldungen von unserem Körper. Sie lassen einen Dialog mit unseren Muskeln, Sehnen, Bändern und Organen entstehen. Wir spüren, wie sie arbeiten, wir fühlen, wenn es ihnen gut geht, wir bemerken, wenn sie leiden. Auf ganz natürliche Art und Weise lernen wir unseren Körper besser verstehen.

Die Fünf »Tibeter« sind eine Wohltat für unseren Kör- per. Sie kräftigen unsere Muskeln, sie dehnen und strek- ken unsere Sehnen und Bänder und sie pflegen unsere Gelenke. Sie regenerieren den ganzen Organismus und sichern uns eine körperliche Fitness und Vitalität, die uns im Alltag wesentlich belastbarer und leistungsfähiger macht.

Senkrecht, aufrecht, standfest

Doris und Hans sind vor sechs Monaten Eltern geworden. Jetzt beklagen beide starke Rückenschmerzen. Als ich sie besuche und sehe, wie sie ihr Kind auf den Armen tragen, ist die Ursache rasch gefunden. «Darf ich euren Sohn einmal in den Arm nehmen?» frage ich. Als ich Lothar trage, achte ich auf eine aufrechte Haltung und neige nur den Kopf, um Lothar in die Augen zu sehen. «Aber du schaust ja auch runter auf Lothars Gesicht», sagt Doris. «Selbstverständlich», antworte ich. «Kinder lieben das. Aber ich beuge nicht den Rücken, sondern nur den Kopf. So wird meine Wirbelsäule nicht unnötig belastet.»

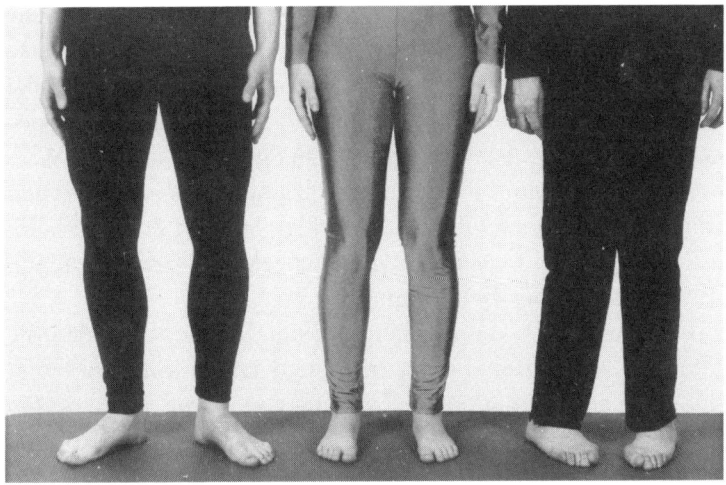

V-Fußstellung, gerade ausgerichtete Füße und nach vorne geschlossene Füße

Die »Tibeter« sind eine gute Körperschule. Sie leiten uns an, unseren Körper bewußt zu benutzen. Die anzustrebende aufrechte Haltung ist an sich nicht schwierig. Beginnen wir unten, bei den Füßen. Richten Sie Ihre Füße immer parallel aus. Vermeiden Sie eine V-Haltung, denn sie führt zu unschönen und höchst uneleganten O- oder X-Beinen. Die V-Stellung verkantet die Knie- und Hüftgelenke, belastet die Wirbelsäule und den Schultergürtel und ist nicht selten Ursache für Kopfschmerzen.

Als nächstes vermeiden Sie vollständig durchgestreckte Knie, denn dabei besteht die Gefahr, daß die Blutzirkulation eingeschränkt oder unterbunden wird. Stehen und gehen Sie mit leicht gebeugten Knien, auch wenn das zu Beginn etwas ungewohnt aussehen mag.

Auch Ihre Hüfthaltung ist sehr wichtig. Der breite und hohe Beckenknochen trägt «unten» die Kugelpfannen der Oberschenkelknochen und «oben» am Rücken die Kreuzwirbel bzw. die Wirbelsäule. Daraus ergibt sich die Möglichkeit, das Becken vor und zurück zu kippen, was eine direkte Auswirkung auf die Haltung der Wirbelsäule hat. Ist das Becken aufgerichtet, steht die Wirbelsäule in der anatomisch geraden S-Haltung. Ist das Becken schief gekippt, muß die Wirbelsäule mit einem Hohlkreuz ausgleichen, was zur typischen Entenhaltung führt. Die vielen Bänder, Sehnen und Muskeln, insbesondere jene zwischen den einzelnen Wirbeln, stehen dabei unter hoher Belastung.

Das Aufrichten des Beckens gelingt Ihnen, wenn Sie die offenen, gespreizten Finger links und rechts auf den Hüftknochen aufsetzen und sie langsam von vorne nach hinten drehen. Eine aufgerichtete Wirbelsäule ist nicht nur eine Wohltat für Ihre Muskeln, sondern wirkt sich auch positiv auf Ihr Selbstbewußtsein aus.

Konzentrieren wir uns jetzt für einen Augenblick auf den

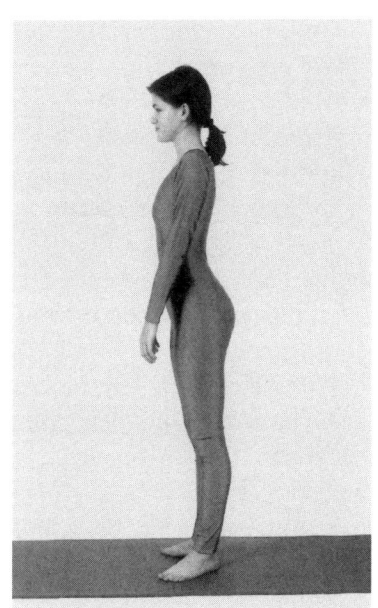

Fehlhaltung: die Entenhaltung

Schulterbereich. Anatomisch gesehen sind Schultern leicht abfallend. Wenig vorteilhaft, d. h. belastend sind:

- Die stramme Haltung: Die Wirbelsäule ist verkrümmt, die Schulterblätter werden unnatürlich zusammengerückt, die Arme angepreßt und der Brustkorb herausgestreckt. Eine ähnliche Haltung nehmen wir oft im Alltag ein, um uns gegen Widrigkeiten zu wappnen und um den Anforderungen des Lebens zu trotzen.
- Die Kummerhaltung: Der Rücken ist rund, nach vorne gebeugt, die Schultern werden nach vorne gezogen, der Brustkorb ist zusammengedrückt. Alle Brust-Organe, insbesondere Herz und Lunge, werden eingeengt und in ihrer

Funktion behindert. Diese Haltung nehmen wir ein, wenn wir uns sorgen.

- Die Angsthaltung: Die Achseln sind nach oben gezogen, die Arme sind angepreßt, Hals, Schultern und Arme sind verkrampft. Die Angsthaltung nehmen wir unbewußt und reflexartig bei jeder Gefahr ein.

Achten Sie auf Ihre Arme. Sie sind nie am Körper angepreßt oder anliegend, sondern baumeln lose etwa handbreit neben dem Körper.

Unser Kopf sitzt sehr beweglich auf der Halswirbelsäule. Es ist nicht notwendig, den ganzen Oberkörper zu beugen oder zu drehen, wenn Sie nach unten oder nach hinten sehen wollen.

Damit haben wir die Elemente einer aufrechten Haltung zusammengetragen:

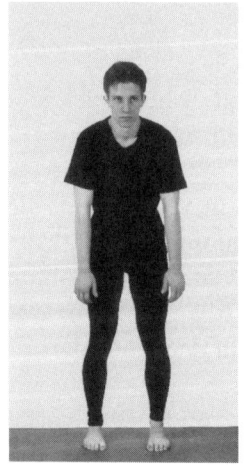 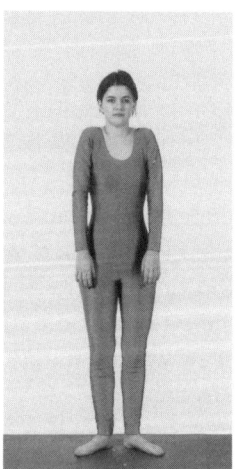 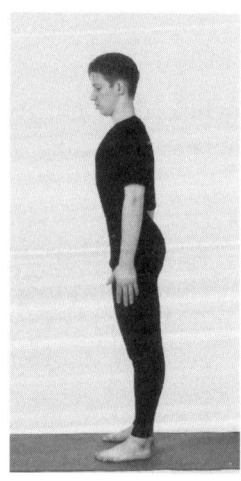

Fehlhaltung: die Kummerhaltung

Fehlhaltung: die Angsthaltung

Fehlhaltung: die stramme Haltung

24

- Parallel ausgerichtete Füße, die hüftbreit stehen
- Leicht gebeugte Knie
- Ein gerade ausgerichtetes Becken. Das wiederum bewirkt eine
- Aufgerichtete Wirbelsäule
- Gerade gehaltene, lockere Schultern
- Locker herabhängende, nicht anliegende Arme
- Einen frei beweglichen Hals
- Einen gerade aufgerichteten Kopf

Eine solche Haltung ist körperschonend und wird bei den »Tibetern« in jeder Übung als Ausgangsposition benutzt. Diese Haltung ist auch im Alltag empfehlenswert, denn sie ist aufrecht, standfest und solide. Stramm stehende Menschen

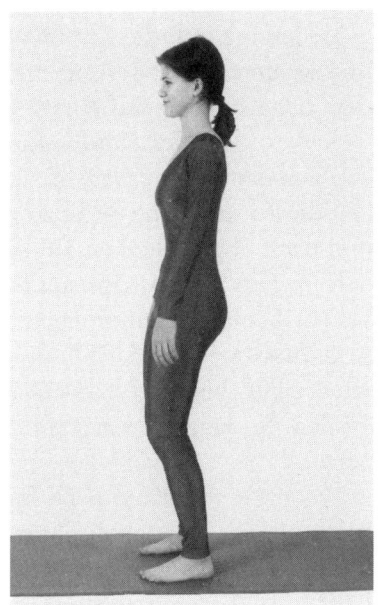

Die Füße stehen parallel,
das Becken ist gerade,
die Wirbelsäule aufgerichtet

wirken dagegen wie Zinnsoldaten, die beim ersten Luftzug umkippen. Anders als die Kummer- oder Angsthaltung strahlt die aufrechte Haltung Selbstbewußtsein, Zuversicht und Lebensbejahung aus. Sie paßt ganz genau zum Bild der »Tibeter« als dynamische, gesundheitsfördernde und bewußtseinsbildende Praktik.

Eine Bewegung ist in allen »Tibeter«-Übungen immer gleich: Die Bewegung des Kopfes. Unser Schädel ruht auf der Wirbelsäule. Durch die spezielle Form der beiden obersten Halswirbel wird uns das Nicken und das Drehen des Kopfes ermöglicht. Unsere sitzende Lebensweise ist mit ein Grund dafür, daß unser Kopf nur allzu leicht einen Teil seiner natürlichen Beweglichkeit verliert. Wir beginnen dann, mit den Schultern zu nicken und beim Rückwärtssehen den ganzen Oberkörper zu drehen.

Stellen Sie sich die Kopfbewegung so vor: Die Wirbelsäule ist wie ein oben abgerundeter, senkrecht stehender Stab, auf dem der Kopf wie auf einem Kugelgelenk ruht. Dank dieses Gelenkes kann der Kopf gekippt und gedreht werden, ohne daß sich der Stab mitbewegt. In den »Tibeter«-Übungen wird der Kopf immer nur in einer Richtung bewegt: nach unten und nach oben. Denken Sie dabei nicht an ein Nicken, sondern ziehen Sie das Kinn auf das Brustbein bzw. zwischen die beiden Schlüsselbeinknochen. Kippen Sie ganz einfach den Kopf im Kugelgelenk nach unten. Dann richten Sie den Kopf wieder auf, bis er gerade auf der Wirbelsäule steht, und beginnen ihn langsam nach hinten auf die Wirbelsäule zu kippen.

Wenn Sie den Kopf nach hinten bewegen, spüren Sie eine Spannung im Bereich der Stimmbänder und der Schilddrüse. Öffnen Sie deshalb den Mund beim Rückwärtsbewegen des Kopfes, und entlasten Sie so die Halspartie.

Die Luft ist unser Nahrungsmittel Nummer eins

Bei einem Seminar in Olten stellte ich die Frage: «Was ist wichtiger beim Atmen, das Ein- oder das Ausatmen?» Innerhalb kürzester Zeit entstand eine heftige Diskussion. Die Gruppe teilte sich in zwei gleich große Lager. Die Argumente gingen hin und her. Also schlug ich vor: «Versuchen wir es! Atmen wir aus, leeren wir die Lunge und halten wir den Zustand der Atemleere so lange als möglich. Danach füllen wir die Lunge und halten die Luft an. Sehen wir, was passiert.» Die Gruppe machte eifrig mit und erlebte eine Überraschung.

In 24 Stunden atmen wir etwa zwanzigtausendmal, meist ohne nachzudenken, ganz automatisch. Das Atmen wird uns nur dann bewußt, wenn wir etwas riechen, beispielsweise eine Rose. Jetzt atmen wir gerne ein und schnuppern kräftig. Wir können bewußt in die Atmung eingreifen, die Atemzüge verlangsamen oder vertiefen. Aber den Atem anhalten gelingt nur sehr kurz. Und etwas können wir nie: Wir können nicht leben ohne Luft. Der Körper hat einen Schutzreflex, er atmet immer automatisch ein. Da der Körper die Lunge immer auffüllt, müssen wir dafür sorgen, daß die alte, abgestandene Luft vollständig ausgeatmet wird. Unbewegte, abgestandene Luft verringert unsere Vitalität. Sie ist neben anderem Ursache für Müdigkeit und Leistungsschwäche.

Die tibetischen Mönche haben das erkannt. Jede »Tibeter«-Übung beginnt mit einem kräftigen Ausatmen. Danach wird die Lunge mit tiefen, gleichmäßigen Zügen gefüllt und mit langsamen Atemzügen vollständig geleert.

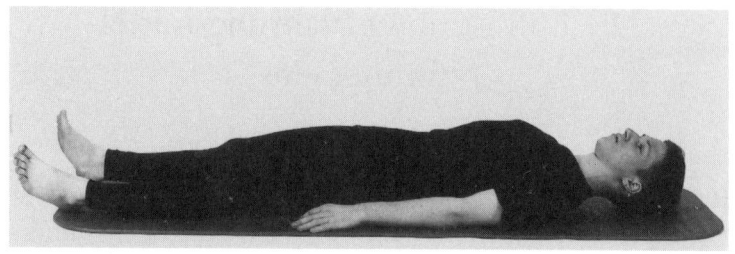

Bauchbewegung beim Atmen: Ausatmen = eingesunkene Bauchdecke

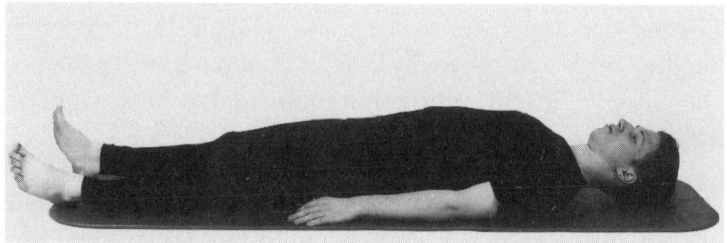

Bauchbewegung beim Atmen: Einatmen = Rundbauch

Darf ich Ihnen einen Trick verraten, wie Sie Ihre Atmung kontrollieren können? Atmen Sie in den Bauch! Ja, ich weiß, die Lunge sitzt im Brustkorb und nicht im Bauch. Trotzdem: Füllen Sie beim Einatmen nicht die Brust, sondern Ihren Bauch. Achten Sie darauf, wie sich die Bauchdecke beim Einatmen vorwölbt und beim Ausatmen zwischen die Bekkenknochen einsinkt.

Die Lungenspitzen liegen auf dem Zwerchfell auf. Durch das Ausdehnen der Lunge beim Einatmen drücken sie auf das Zwerchfell bzw. den Bauchraum. Diese Bewegung ist hochwillkommen, denn unsere Verdauung ist nicht nur ein chemischer, sondern auch ein mechanischer Prozeß. Der

Speisebrei im Darm muß durchmischt, bewegt und vorwärts-transportiert werden. Durch die Bauchatmung erhalten wir eine Gratis-Bauchmassage und beugen Verstopfung vor.

Mit diesen vorbereitenden Bemerkungen zum Organismus, zur Haltung und zur Atmung können wir jetzt die »Tibeter«-Übungen näher kennenlernen.

Bei den einzelnen Figuren werde ich immer zuerst die anatomischen Gesichtspunkte darstellen, dann auf Besonder-heiten eingehen, darauf die Atmung schildern und schließlich eine Entspannungshaltung beschreiben – eine Haltung, mit der Sie sich nach der jeweiligen Anstrengung kurz erholen können.

Der Kreisel gibt Schwung

Der erste »Tibeter«, der Kreisel, ist ein echter Muntermacher. Am Morgen ausgeführt, gibt er Schwung für den ganzen Tag. Er ist ganz einfach und kann überall dort praktiziert werden, wo Sie genügend Platz haben, um Ihre Arme auszustrecken und sich zu drehen.

«Darf ich meine beiden Kinder ins ›Tibeter‹-Seminar mitbringen?» fragt mich Gerlinde.

«Sicher», antworte ich, «denn Kinder machen die Übungen spielerisch leicht. Von ihnen können wir nur lernen. Insbesondere beim Kreisel sind sie uns Erwachsenen weit überlegen.»

Genauso war es dann auch. Die Kinder kreisten tüchtig um alle Erwachsenen herum. Sie waren kaum zu bremsen und stimmten einige Seminarteilnehmer nachdenklich. So auch Gerlinde. «Warum werde ich schwindlig und die Kinder nicht?» fragte sie ganz konsterniert.

So gelingt Ihnen der Kreisel

Nehmen Sie die Grundposition ein, d. h. stehen Sie aufrecht wie beschrieben: Die Füße stehen hüftbreit und parallel, die Knie sind leicht gebeugt, das Becken ist aufrecht gekippt, die Wirbelsäule ist gerade, die Schultern und Arme sind locker, der Hals trägt den Kopf gerade. Das Kinn ist waagrecht ausgerichtet, mit den Augen fixieren Sie einen Punkt auf Augenhöhe. Heben Sie jetzt die Arme links und rechts hoch, bis sie waagrecht sind. Die Hände und Finger sind als Verlängerung der Arme waagrecht ausgestreckt. Die Finger liegen locker aneinander, die Handflächen zeigen nach unten.

In dieser Position atmen Sie kräftig aus und beginnen dann, sich beim Einatmen rechts herum zu drehen. Drehen Sie den Kopf gleichmäßig mit dem Körper. Drehen Sie sich langsam, wenn Sie sich unsicher auf den Beinen fühlen, drehen Sie sich schneller, wenn Sie festen Stand haben. Nehmen Sie kleine Schritte beim langsamen Drehen, und holen Sie tüchtig aus, um schneller zu werden. Achten Sie immer auf eine gerade Haltung, und atmen Sie während der Drehungen tief und ruhig in Ihrem eigenen Rhythmus.

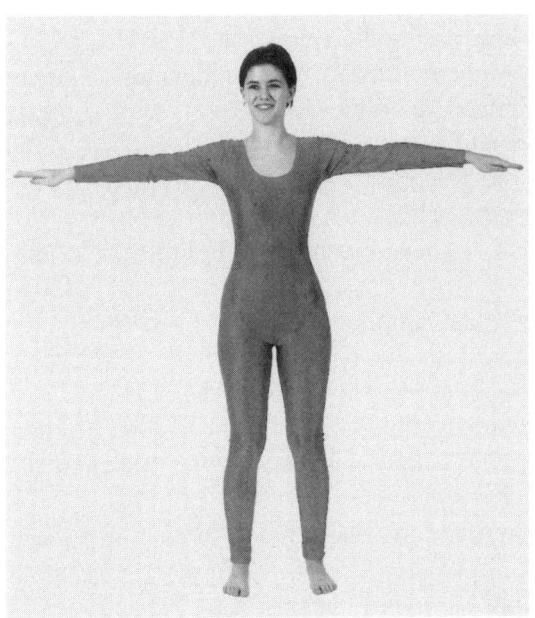

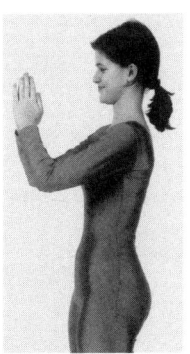

Ausgangsstellung des Kreisels.
Aufrechte Grundposition

Drehung ab-
schließen, Hände
zusammenführen

Schließen Sie die Übung ab, kehren Sie in das aufrechte Stehen zurück, und führen Sie dabei die Hände langsam zusammen, bis sich die beiden Handflächen mit ausgestreckten Fingern in Augenhöhe treffen. Fixieren Sie mit den Augen die beiden aufeinanderliegenden Daumen, und atmen Sie tief und regelmäßig in den Bauch. Kontrollieren sie jetzt nochmals Ihre Haltung: Stehen die Füße hüftbreit und parallel?

«Von einem Yoga-Lehrer habe ich gehört, daß wir uns immer nur rechts herum drehen dürfen, sonst werden unsere Energiefelder mit schädlichem Chi aufgeladen», sagt Barbara.

«Ich stimme mit Ihnen überein», antworte ich. «Die Rechtsdrehung ist empfehlenswert. Allerdings fällt auf, daß sich viele Menschen natürlicherweise links herum drehen. Wenn es ausgesprochene Linkshänder sind, sind sie diese Drehrichtung offenbar gewöhnt. Ich denke nicht, daß dadurch irgendein Schaden entsteht.»

«Ich habe mit der Drehrichtung keine Probleme», mischt sich Olaf ein, «aber der Schwindel, der macht mir Sorgen. Mir wird bereits nach einigen wenigen Drehungen richtig schlecht.»

Olaf erntet viele zustimmende Zurufe. Es entsteht eine beachtliche Bewegung in der Gruppe, und alle bekräftigen, wie lästig der Schwindel sei. Ich versuche die Teilnehmer zu beruhigen: «Schwindelgefühle sind eine sehr häufige Erscheinung. Sie sind ein Zeichen für wenig koordinierte körperliche Abläufe.»

«Was kann man denn dagegen tun?» rufen einige Teilnehmer.

Schwindelgefühle verringern Sie, wenn Sie sich, zumindest zu Beginn Ihrer »Tibeter«-Praxis, langsam oder sogar gemächlich drehen. Steigern Sie die Geschwindigkeit langsam. Achten Sie auf tiefe, langsame Bauch-Atemzüge. Stehen Sie am

Schluß der Übung mit parallel und hüftbreit ausgerichteten Füßen, und fixieren Sie die Daumen vor Ihren Augen.

Wenden Sie die Methode der Ballettänzer an: Sie fixieren mit den Augen einen Punkt und halten ihn auch während der Drehung so lange als möglich. Dann wirbeln Sie den Kopf rasch herum und heften ihre Augen wieder auf ihren Fixpunkt. So bleiben die Augen relativ ruhig, während sich der Körper dreht.

Sie werden feststellen, daß Ihr Körper nicht immer genau gleich reagiert. An einem Tag ist er leistungsfähig, am nächsten Tag wird Ihnen schwindlig. Solche Unterschiede sind feine Hinweise auf das, was Ihr Körper erlebt hat. Indem Sie darauf achten, lernen Sie Ihren Organismus verstehen. Schwindelgefühle können während einer relativ langen Zeit auftreten. Lassen Sie sich und Ihrem Körper genügend Zeit. Sehen Sie das Schwindelgefühl einfach als Zeichen dafür, daß die »Tibeter« wirken.

Übende beklagen gelegentlich auch eine Halsstarre nach dem ersten »Tibeter«. Sie ist auf eine unnatürliche, verkrampfte Haltung während des Drehens zurückzuführen und entsteht, wenn der Kopf wie festgeschraubt auf den Schultern ruht. Durch Lockern der Hals- und Schulterpartie kann die Versteifung vermieden werden. Tritt sie trotzdem auf, kann sie abgebaut werden, indem Sie die Halsmuskeln mit den Fingerknöcheln massieren.

So gelingt Ihnen die Atmung

Jeder »Tibeter« beginnt mit dem Ausatmen, so auch der Kreisel. Mit dem Einatmen beginnen wir die Drehung. Danach atmen wir während des Drehens im eigenen Atemrhythmus ruhig und regelmäßig tief in den Bauch. Im Gegensatz zu den anderen »Tibetern« wird die Bewegung beim Kreisel nicht direkt mit der Atemgeschwindigkeit verknüpft.

So entspannen Sie sich nach der Übung

Der Kreisel kennt keine spezielle Entspannungshaltung. Da der zweite »Tibeter« im Liegen ausgeführt wird, ist es nur natürlich, sich nach dem Kreisel auf den Rücken zu legen und sich einige Augenblicke zu entspannen.

Die Kerze sorgt für einen flachen Bauch

Der zweite »Tibeter«, die Kerze, ist eine effektive Muskeltherapie, insbesondere für die Bauch- und Rückenmuskulatur. Die Übung stählt und strafft Ihre Muskeln und verleiht Ihnen ein dynamisches, vitales Auftreten.

«Ich habe viel zu schwere Oberschenkel, ich kriege meine Beine nie schön gerade in die Luft», sagt Helene ganz entmutigt.

Ich versuche sie zu trösten und antworte: «Frauen haben meistens weniger Mühe mit der Kerze als Männer. Üben Sie jeden Tag. Ich bin überzeugt, daß auch Sie Ihre Beine bald kerzengerade aufrichten können. Immerhin können Sie die Knie schön gestreckt halten. Viele andere Teilnehmer haben damit große Probleme.»

So gelingt Ihnen die Kerze

Liegen Sie ganz entspannt auf dem Rücken, und legen Sie beide Arme mit den Handflächen nach unten neben den Körper. Einige Übende empfinden es als angenehm, die Hände seitlich leicht unter das Gesäß zu schieben, und zwar auch da mit den Handflächen nach unten.

Obwohl wir bei der Kerze liegen, gilt alles, was wir beim aufrechten Stehen kennengelernt haben: Die Füße bleiben hüftbreit ausgerichtet, das Becken ist gekippt, die Wirbelsäule liegt gerade und flach am Boden, die Schulter ist locker, der Hals lang, der Kopf gerade. Bitte achten Sie genau auf Ihre Wirbelsäule: Sie liegt vom Kreuz bis zu den Schultern ganz flach am Boden. Es bildet sich auch während der Übung weder ein Hohlkreuz noch ein Rundrücken.

«Ich kann tun, was ich will, sobald ich die Beine ausstrecke und anhebe, hebt sich meine Wirbelsäule im Kreuz», stellt Ernesto fest. «Die Wirbelsäule ist natürlicherweise gekrümmt, also kann sie nie ganz gerade liegen. Zudem kommen meine Schultern ganz automatisch hoch, sobald die Füße in der Luft sind. Sie müssen schließlich das Gewicht der Beine ausgleichen.»

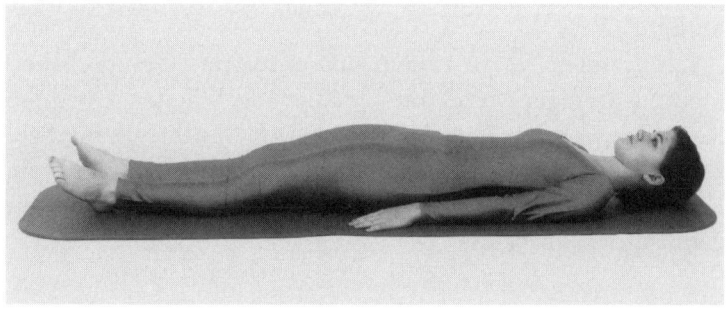

Flaches, entspanntes Liegen (Ausgangsposition für Kerze)

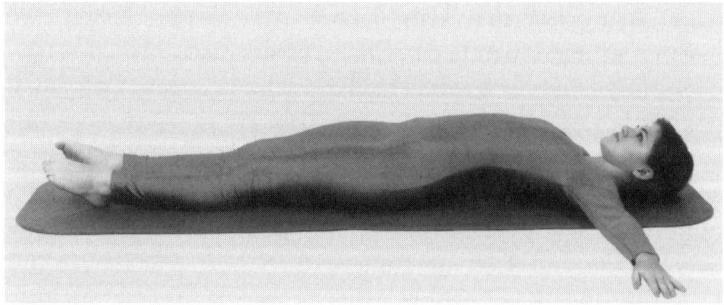

Fehlhaltung: Hohlkreuz beim Liegen

Für ihn ist das Thema abgeschlossen, für mich nicht; denn eine Wirbelsäule, die nicht flach am Boden aufliegt, wird übermäßig strapaziert. Das gilt es zu vermeiden.

Das Ablegen der Wirbelsäule gelingt Ihnen, wenn Sie die Knie leicht beugen – die Beine also etwas anziehen –, dann den Körper auf die Füße und die Schultern abstützen und ihn nun einige Zentimeter nach oben schieben. Dadurch rollt sich das Becken ab, d. h. es kippt sich in die aufrechte Position, und die Wirbelsäule streckt sich. Strecken Sie die Füße nun wieder aus und kontrollieren Sie Ihre Lage nochmals: Sie liegen ruhig und entspannt, der ganze Körper vom Kopf bis zu den Füßen hat Bodenkontakt, die Wirbelsäule liegt flach, die Beine ruhen ausgestreckt und etwa hüftbreit auseinander. Das ist die Ausgangsposition für den zweiten »Tibeter«.

Der zweite »Tibeter« besteht aus Kopf- und Beinbewegungen, die miteinander koordiniert werden. Der Kopf wird aus der Ruheposition hochgehoben, ans Brustbein gezogen und danach wieder abgelegt. Beide ausgestreckten Beine werden miteinander langsam und kontinuierlich hochgehoben so weit es geht, möglichst bis sie senkrecht stehen und so einen rechten Winkel zu der am Boden liegenden Wirbelsäule bilden. Mit dem Anheben des Kopfes beginnen sich auch die Beine zu heben. Kopf und Beine verharren einen kurzen Augenblick in der angehobenen Position und kehren danach langsam und gleichförmig zurück in die Ausgangslage. Achten Sie auf runde, weiche Bewegungen. Lassen Sie insbesondere die Beine nicht zurückfallen, sondern heben und senken Sie sie mit der Kraft Ihrer Muskeln.

Sollten Sie am Anfang Ihres Trainings mit der Beinbewegung Schwierigkeiten haben, gibt es eine Alternative. Ziehen Sie die Füße bis zum Po, indem Sie die Knie anwinkeln. Heben Sie jetzt die Beine hoch so weit es geht, möglichst bis sie eine schöne, aufgerichtete Kerze bilden. Falten Sie nun die

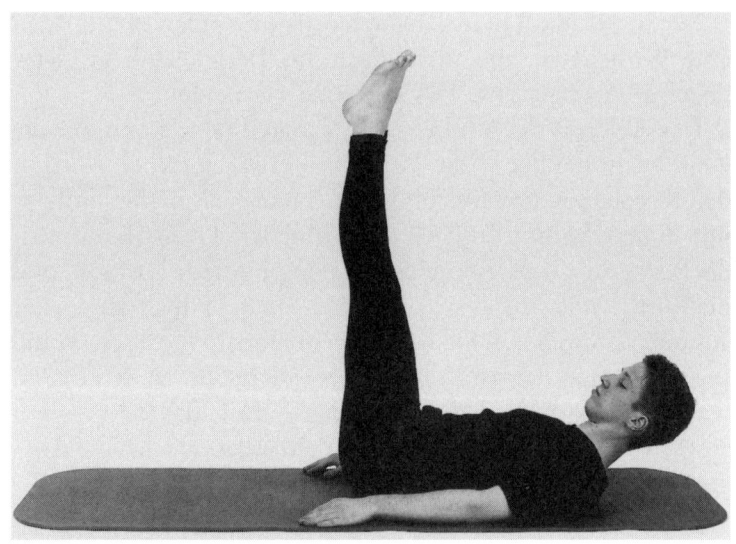

Kopf angehoben, Beine hochgehoben, Zehen gestreckt

Beine in den Knien wieder zusammen und stoßen Sie die Füße vom Gesäß weg, d. h. legen Sie die Beine wieder flach auf den Boden. Durch diese abgewandelte Form werden Ihre Bauchmuskeln und das Rückgrat weniger belastet, denn sie müssen nicht das ganze Gewicht der ausgestreckten Beine tragen. Der Trainingserfolg stellt sich so natürlich etwas langsamer ein. Deshalb werden Sie nach einiger Zeit auf die ausgestreckten Beine wechseln.

Fehlhaltung Rundrücken: Anstatt den Kopf zu heben wird die Schulter hochgehoben (oben)

Knie angezogen, Beine angewinkelt (Mitte)

Beine werden aus dieser Position heraus hochgehoben (unten)

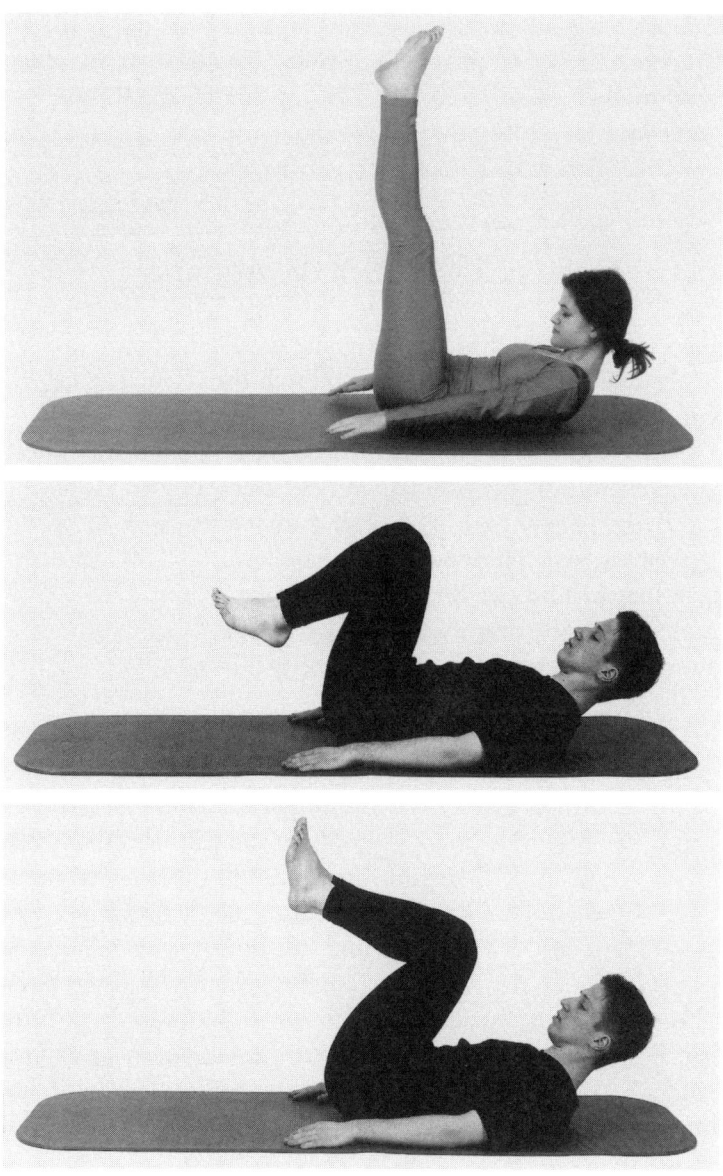

Achten Sie auch auf Ihren Oberkörper. Nicht die Schulter, sondern nur der Kopf wird angehoben. Vermeiden Sie einen Rundrücken, reduzieren Sie, falls notwendig, die Kopfbewegung und halten Sie Ihre Wirbelsäule von den Schultern bis einschließlich zum Kreuz flach am Boden.

So gelingt Ihnen die Atmung

Im Liegen haben Sie Gelegenheit, die Bauchbewegung zu beobachten: Beim Ausatmen senkt sich Ihre Bauchdecke wie von selbst zwischen die Beckenknochen.

Auch die Kerze beginnt mit einem tiefen Ausatmen. Gleichzeitig mit dem Einatmen beginnen Sie, den Kopf und die Beine langsam zu heben. Sie atmen so lange ein, bis die Bewegung den Höhepunkt erreicht hat, d. h. bis der Kopf gehoben ist und die Beine kerzengerade stehen. Diese Position halten Sie einen kurzen Augenblick, beginnen auszuatmen und kehren in fließend langsamen Bewegungen zurück in die Ausgangslage.

Der Atem geht somit synchron mit der Bewegung. Bewegung aufbauen bedeutet einatmen, Bewegung abbauen bedeutet ausatmen. Dieser Rhythmus gilt für alle »Tibeter«. Die Kunst der Atemführung besteht darin, sie mit der Bewegung zu koordinieren. Zu Beginn Ihres Trainings, bei noch ungeübten Bewegungen, kann ein Atemzug möglicherweise nicht ausreichen. Mit etwas Praxis und mit tiefen, vollen Atemzügen wird Ihnen das Zusammenspiel zusehends leichter fallen.

Karoline konzentriert sich auf den Bewegungsablauf und hat die Kerze ganz leidlich geschafft. Als ich zu ihr hinblicke, sehe ich, daß ihr Gesicht zusehends röter wird und die Beine immer noch oben stehen. Ich beeile mich, ihr zuzurufen: «Karoline, vergessen Sie nicht weiterzuatmen!»

Unter hörbarem Zischen entweicht die Luft und die Beine senken sich. Karoline dreht den Kopf zu mir und sagt: «Ich war so in Gedanken, ich merkte gar nicht, daß ich den Atem anhielt.»

Beruhigend sage ich: «Das passiert am Anfang oft. Deshalb habe ich die Atmung zuerst erklärt. Jetzt gilt es, sie in den Bewegungsablauf zu integrieren. Dabei kann man eigentlich nichts falsch machen – außer vergessen weiterzuatmen.»

Für alle »Tibeter« gilt: Es gibt keine Unterbrechung und kein Verharren, weder bei der Atmung noch bei der Bewegung. Ist die Bewegung aufgebaut, stehen bei der Kerze die Beine gerade, dann wird dieser Punkt nur gerade so lange gehalten, wie ein Pendel braucht, um am toten Punkt umzukehren und dann langsam wieder zurückzuschwingen. Das gilt grundsätzlich für alle Figuren.

«Also etwas muß ich jetzt noch fragen», ruft Bettina ziemlich aufgeregt. «Ich habe im Sportverein gelernt, daß man bei der Leistung ausatmet und bei der Ruhepause einatmet. Sie aber machen das genau umgekehrt.»

«Danke für die Frage», antworte ich ihr, «denn ich hätte beinahe vergessen, auf diesen Punkt hinzuweisen. Es ist tatsächlich so, daß bei den ›Tibeter‹-Übungen in der Spannung eingeatmet und bei der Entspannung ausgeatmet wird. Für mich ist diese Atemtechnik logisch, denn der Organismus braucht den Sauerstoff dann, wenn er etwas leisten muß, nämlich im Moment der Anspannung. Also wird beim Bewegungsaufbau eingeatmet und beim Abbau ausgeatmet. Der Atem fließt kontinuierlich, er wird nie angehalten.»

So entspannen Sie sich nach der Übung

Für die Kerze brauchen Sie keine besondere Entspannungshaltung, denn Sie liegen ohnehin bereits auf dem Boden. Genießen Sie diese Ruhe. Gönnen Sie Ihren Muskeln nach der Anstrengung einige wenige Minuten Erholung. Schließen Sie die Augen, gehen Sie gedanklich noch einmal in die Kerze, senken Sie die Beine, und erleben Sie das Ablegen der Beine und das Entspannen aller Muskeln noch einmal. Malen Sie sich aus, wie die Muskulatur nach getaner Arbeit schwer und wohlig warm durchblutet ausruht. Lockern Sie die Muskeln, entspannen Sie sie vollständig und atmen Sie tief und langsam in den Bauch, damit sich auch hier alle Anspannung oder Verkrampfung löst.

Der Halbmond dehnt die Hals- und Schulterpartie

Der dritte »Tibeter«, der Halbmond, ist ein Stretchingprogramm für den ganzen Oberkörper, insbesondere für die Wirbelsäule, den Brustkorb, die Schulterpartie und den Hals.

«Mit dem dritten ›Tibeter‹ kann ich überhaupt nichts anfangen», sagt Sybille schnippisch. «Für mich ist das wie ein unkoordiniertes Zappeln. Ich spüre absolut keine Wirkung.» In den Gesichtern der übrigen Teilnehmer sehe ich, daß einige ebenso denken.

«Ja», antworte ich ihr, «ich verstehe Sie sehr gut. Auch ich habe längere Zeit so gedacht, bis ich merkte, daß ich den Oberkörper nicht wirklich weitete, da ich mich nicht richtig nach hinten bog.» Sie sieht mich zweifelnd an und wiederholt: «Ich beuge mich ja nach hinten, aber ich spüre nichts.»

«Darf ich Ihnen einmal beim Rückwärtsbiegen helfen?» frage ich sie. Ich lege eine Hand auf das Schlüsselbein und die andere in die Mitte der Schulterblätter. Dann führe ich ihren Oberkörper langsam und vorsichtig rückwärts. Je weiter ich ihren Körper biege, desto größer werden ihre Augen. Ich stoppe die Bewegung und frage nach: «Wie war es jetzt?»

«Ich habe zum ersten Mal gemerkt, was es heißt, sich zu öffnen. Es standen Erinnerungen vor meinen Augen, die ich hier nicht aussprechen möchte.»

«Ich habe es gesehen und deshalb die Bewegung gestoppt.»

So gelingt Ihnen der Halbmond

Für den dritten »Tibeter« richten Sie sich vom Liegen in den Kniestand auf. Bitte benutzen Sie dabei nicht den Beinschwung der Kerze, sondern rollen Sie sich seitlich auf eine Schulter und heben Sie dann Ihren Körper mit den Armmuskeln hoch.

Achten Sie auch beim Knien auf Ihre Haltung: Stellen Sie die Zehen auf, halten Sie die Knie hüftbreit, und richten Sie den Oberkörper gerade auf, so daß er einen rechten Winkel zum Boden bildet. Kontrollieren Sie jetzt die Becken- und Wirbelsäulenhaltung: Ist das Becken gekippt, die Wirbelsäule aufgerichtet? Ist die Schulter locker, der Hals lang?

Damit das Stretching des Oberkörpers gelingt, bilden wir im Beckenbereich eine solide Basis. Wir legen die Hände auf die Pobacken und unterstützen so das Kreuz, das die Wirbelsäule trägt.

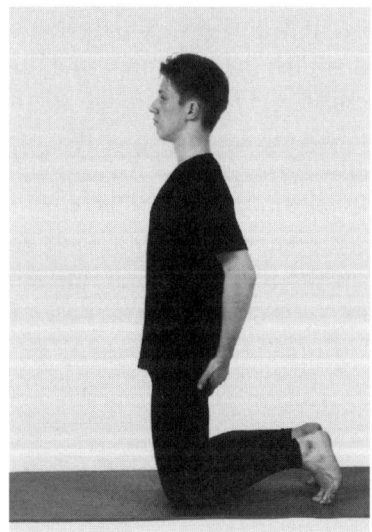

Ausgangslage Halbmond: Oberkörper aufgerichtet, Hände auf Po, Zehen aufgestellt

Beginnen Sie die Übung, indem Sie den Kopf auf das Brustbein senken. Dann führen Sie den Kopf langsam über den Scheitel in den Nacken. Gleichzeitig beginnen Sie langsam, den ganzen Oberkörper nach hinten zu stretchen, indem Sie aus dem Kreuz heraus die ganze Länge der Wirbelsäule nach hinten biegen. Halten Sie die Gesäßbacken fest zusammengepreßt, und unterstützen Sie diese Haltung durch beide Hände. Achten Sie beim Rückwärtsbiegen darauf, daß auch die Schultern geöffnet und nach hinten gebogen werden. Denken Sie bei der Kopfbewegung an das Öffnen des Mundes beim Rückwärtsbiegen.

Halten Sie auch beim Halbmond die Anspannung nicht an, sondern kehren Sie nach einem minimalen Verharren zurück in die Ausgangslage. Richten Sie den Oberkörper wieder gerade auf, und führen Sie den Kopf nach vorne auf das Brustbein.

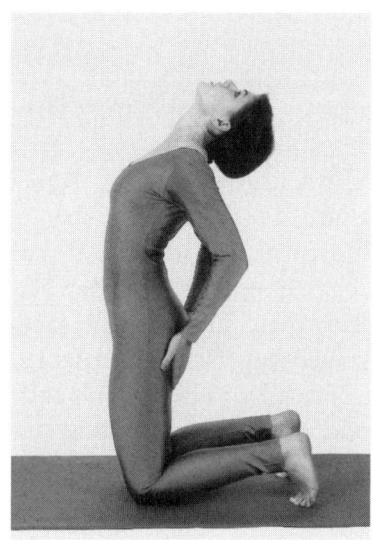

Halbmond rückwärts gebogen,
Mund geöffnet

Der Halbmond sieht zwar erst in der vollendeten Stretch-inghaltung wirklich schön halbrund aus, trotzdem sollten Sie diesen »Tibeter« langsam angehen. Täglich einen Millimeter mehr führt zuverlässiger zum Ziel als ein Überdehnen. Achten Sie auf eine vorsichtige Rückwärtsbiegung. Stellen Sie sich dabei gedanklich vor, wie jeder einzelne Wirbel, begonnen im Kreuz, über die Lende, die Brust bis hin zum Hals langsam und genußvoll zurückgebogen und gedehnt wird. Vermeiden Sie ein plumpes Abknicken der Wirbelsäule im Kreuzbereich.

Achten Sie darauf, daß beim Halbmond ausschließlich der Oberkörper, nicht aber der untere Teil des Körpers bewegt wird. Die Beine und das Becken bleiben unbewegt und im rechten Winkel zum Boden. Nur der Oberkörper wird, aus der geraden Position heraus, nach hinten gebogen und kehrt danach in die aufgerichtete Position zurück. Vermeiden Sie jede Kummer- oder Angsthaltung. Die Schultern sind locker, leicht abfallend und bilden eine gerade Linie.

So gelingt Ihnen die Atmung

Mit dem Absenken des Kopfes auf das Brustbein atmen Sie kräftig aus. Mit dem Aufbau der Bewegung beginnt auch das Einatmen, das so lange dauert, bis die Rückwärtsbewegung abgeschlossen ist. Ist sie vollständig ausgeführt, beginnt das Ausatmen. Es dauert so lange, bis der Oberkörper wieder gerade aufgerichtet und der Kopf auf das Brustbein gesenkt ist.

Auch beim Halbmond atmen wir mit der Anspannung ein und mit der Entspannung aus.

So entspannen Sie sich nach der Übung

Als Belohnung für den Rücken kennt der Halbmond eine sehr schöne Entspannungshaltung: das Paket. Legen Sie die Zehen ab, und zwar so, daß sich die beiden Großzehen berühren. Öffnen Sie die Fersen, und halten Sie die Knie schulterbreit. Senken Sie jetzt das Gesäß so weit ab, bis es auf den Fersen ruht. Dann beginnen Sie den Oberkörper zusammenzufalten, und zwar so, daß Sie die Stirn auf den Boden zwischen bzw. knapp vor die Knie legen. Die Arme legen Sie locker und entspannt neben die Beine, mit den Handflächen nach oben. Ruht der Körper auf Kopf und Ferse, ist die Wirbelsäule vollständig entlastet und kann sich optimal entspannen.

Sollte Ihnen das Zusammenfalten des Körpers zum Paket Schwierigkeiten machen, dann nehmen Sie auch diese Entspannungshaltung als Herausforderung an und dehnen Sie Ihre Muskeln und Sehnen jeden Tag einen kleinen Millimeter, bis Sie völlig locker in dieser wohltuenden Lage ruhen. Eine zusätzliche Hilfe ist eine kleine weiche Rolle unter den Fußgelenken.

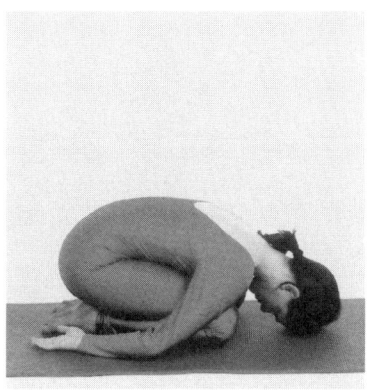

Entspannungshaltung nach dem Halbmond (Paket): Zehen abgelegt, Gesäß abgesenkt, Wirbelsäule entlastet, Partner klopft ab

Selbstverständlich achten Sie auch bei jeder Entspannungshaltung auf die Bauchatmung. Beim Paket werden Sie rasch feststellen, daß der Bauchraum stark eingeengt ist. Benützen Sie diese Haltung deshalb dazu, Ihren Atem in den Rücken, d. h. speziell in die Nierenbecken zu leiten. Halten Sie Ihre Hände auf die Taille und kontrollieren Sie, wie sie sich mit jedem Atemzug vergrößert und verkleinert. Die in dieser Zeit stark geforderten Nieren werden Ihnen diese Extra-Portion Sauerstoff danken.

Die Entspannung kann durch ein liebevolles Abklopfen gesteigert werden, das Sie mit einem Partner üben. Bilden Sie hohle Hände und beginnen Sie, Ihren Partner vom Hals weg über die Schultern sowie rechts und links der Wirbelsäule entlang bis hinunter zum Gesäß leicht und rhythmisch abzuklopfen. Zum Schluß streichen Sie mit beiden Händen vom

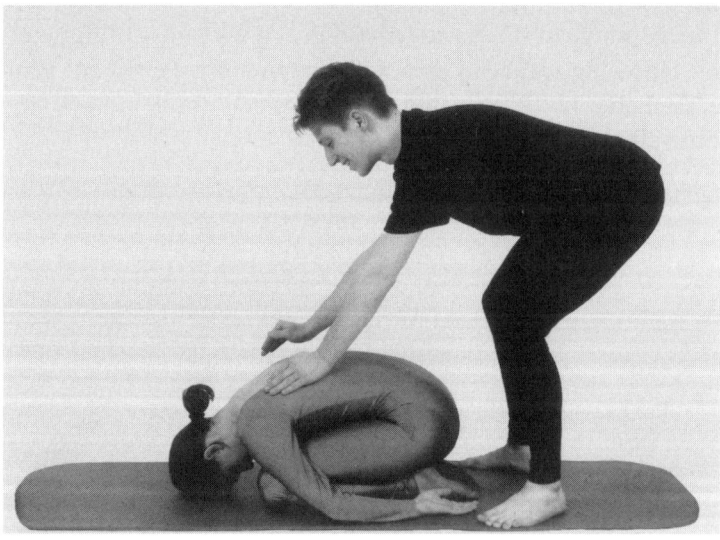

Steigerung der Entspannung durch liebevolles Abklopfen

Nacken links und rechts entlang der Wirbelsäule mehrmals über den Rücken. Mit diesem Abklopfen und Ausstreichen lassen sich viele aufbauende Gedanken verbinden und auch laut aussprechen: So etwa: «Ich klopfe und streiche alle deine Sorgen weg. Du bist frei!»

Die Brücke räumt den Magen auf

Der vierte »Tibeter«, die Brücke, wirkt neben dem rein körperlichen Training gezielt und wohltuend auf die Verdauungs-
und Ausscheidungsorgane.

So gelingt Ihnen die Brücke

Die Brücke ist ein relativ langer Bewegungsablauf. Sitzen Sie
mit hüftbreit ausgestreckten Beinen. Halten Sie den Oberkörper aufrecht, möglichst im rechten Winkel zu den am
Boden ruhenden Beinen. Achten Sie auf die Haltung: aufgerichtete Wirbelsäule, langer Hals, gerader Kopf. Legen Sie die

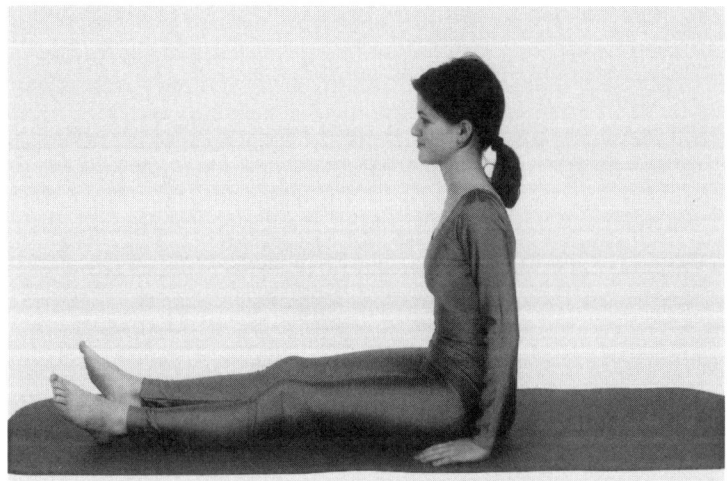

Ausgangshaltung Brücke: gerades, aufrechtes Sitzen

Hände auf den Boden neben Ihr Gesäß mit den Handflächen nach unten. Die Finger sind in Richtung Füße ausgerichtet.

Wie beim Halbmond führen wir zu Beginn der Übung den Kopf nach unten, also das Kinn auf das Brustbein. Dann heben wir das Gesäß mit Hilfe der Armmuskeln vom Boden ab.

«Was soll ich bloß tun, ich kann mein Gesäß nicht anheben», ruft Fanny verzweifelt: «Meine Arme sind einfach viel zu kurz.»

«Bilden Sie die Faust, das bringt Ihnen einige Zentimeter», antworte ich ihr.

«Das habe ich schon versucht, aber dann tun mir die Finger und die Handgelenke weh», sagt Fanny.

Sie erhält sogleich Unterstützung von Remo: «Auch ich kann mein Gewicht nur ganz kurz halten, dann schmerzen mich die Handgelenke zu stark.»

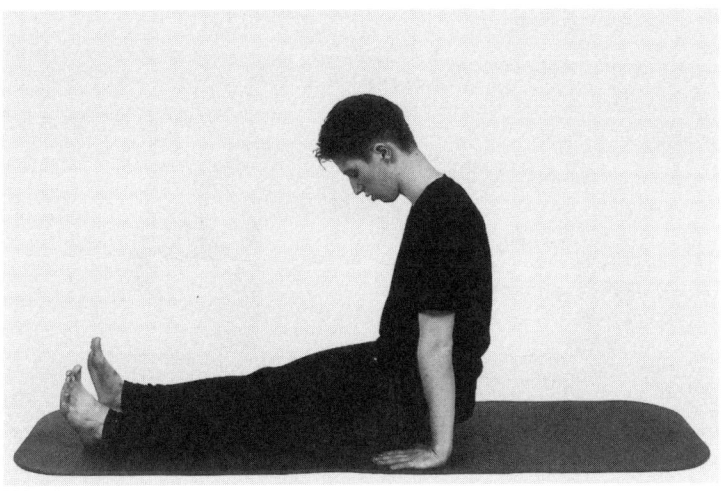

Kopf auf Brustbein, Po mit Armen anheben

«Gelenkschmerzen können auftreten», erkläre ich. «Sie werden verursacht durch Unbeweglichkeiten, Rheuma, Arthritis oder Arthrose. Fußgelenke, die Knie, die Ellbogen und die Handgelenke sind leider oft etwas eingerostet. Das Training der ›Tibeter‹ hilft dem Körper, Gelenkprobleme abzubauen. Durch eine gezielte Körperentschlackung können Sie die Wirkung der ›Tibeter‹ zusätzlich unterstützen.»

Ist das Anheben geglückt, beginnen Sie das Gesäß in Richtung Füße zu schieben. Beugen Sie die Knie, und stellen Sie die Fußsohlen auf den Boden. Beginnen Sie nun das Gesäß durch die Kraft der Wirbelsäule so weit hochzuheben, bis der ganze Körper eine gerade, parallel zum Boden verlaufende Linie bildet. Sie halten den Körper jetzt auf den Händen und den Füßen und bilden so eine schöne, rechteckige Brücke. Beide Pfeiler (Arme und Beine) stehen je senkrecht. Während

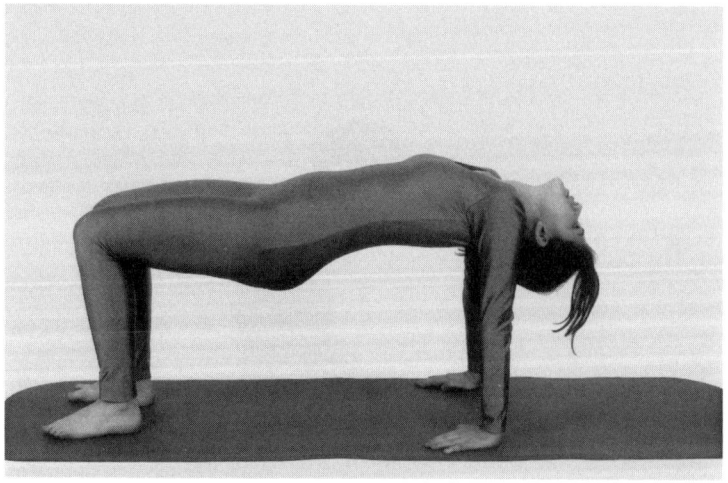

Brücke im Endausbau, Rücken gerade, Kopf zurückgebogen, Mund geöffnet

Sie den Körper hochheben, führen Sie den Kopf nach hinten und öffnen dabei den Mund.

Die Brücke wird in umgekehrter Reihenfolge abgebaut: Senken Sie das Gesäß, ziehen Sie den Po zurück zwischen die Hände und setzen Sie ihn auf den Boden. Gleichzeitig führen Sie den Kopf zurück, schließen den Mund und ziehen das Kinn auf das Brustbein. Wichtig ist, daß Sie am Schluß die Hände vom Boden lösen und Arm-, Bein- und Rumpfmuskeln lockern.

Selbstverständlich gilt auch für diese Übung: Heben Sie den Körper so weit Sie können. Fordern Sie sich, aber überfordern Sie sich nicht. Die »Tibeter« verstehen sich als Langzeitprogramm. Lassen Sie sich Zeit, um sich zu perfektionieren.

Uta winkt mir. Als ich bei ihr stehe, fragt sie leise. «Warum kriege ich bloß mein Gesäß nicht hoch?»

«Frauen haben hier oft einen Nachteil, denn sie treiben möglicherweise weniger Sport als Männer. Deshalb sind ihre Armmuskeln weniger stark.»

«Das trifft auf mich nicht zu», meint sie. «Ich bin zum Beispiel regelmäßig Rad gefahren.»

«Außerdem sind Männer oben bei den Schultern nun einmal breit und unten schmal. Frauen dagegen sind oben schmal und ...»

«Hoppla, Sie wollen mir durch die Blume sagen, daß ich um die Hüfte etwas rundlich gebaut bin», unterbricht mich Uta. «Naja, es ist wohl tatsächlich so wie Sie sagen.»

«Kommt dazu», erkläre ich, «daß Frauen einen verhältnismäßig kürzeren Leib und längere Beine haben. Sie müssen den Körper also höher anheben als Männer.»

Uta sieht mich an und fragt dann: «Glauben Sie, daß ich es trotzdem schaffe?»

«Aber ganz sicher. Ich hatte noch keine einzige Frau in

meinen Kursen, die es nicht geschafft hätte. Ich bin überzeugt, daß es auch Ihnen gelingt. Heben Sie das Gesäß so weit es geht. Jeden Tag einen Millimeter mehr. So schaffen Sie es schneller als Sie denken.«

Da die Brücke ein langer Bewegungsablauf ist, wird die Kopfbewegung leicht übersehen. Sie verläuft wie bei den anderen Figuren auch, beim Bewegungsaufbau von vorne über den Scheitelpunkt nach hinten und beim Abbau in umgekehrter Richtung. Auch hier wird der Mund geöffnet, sobald der Kopf den Scheitelpunkt überschreitet, und wieder geschlossen, wenn der Kopf in die Ausgangsposition zurückkehrt.

Die Brücke verführt gerne zum Verweilen in der Anspannung, also in der Brückenhaltung. Wird dabei der Atem angehalten, kommt das einer Verkrampfung gleich. Führen Sie auch den vierten »Tibeter« in fließenden Bewegungen aus: Körper hochheben, eine gerade Brücke bilden, Stellung einen kleinen Augenblick halten, den Körper zurückführen und abstellen.

Kontrollieren Sie Ihre Brücke gelegentlich auch im Spiegel. Einige Brücken stehen recht windschief. Das rührt meist daher, daß die Hände in der Grundstellung hinter dem Körper statt neben dem Gesäß plaziert werden. Versuchen Sie es und halten Sie die Hände weiter unten Richtung Füße. Sie werden feststellen, daß ein solches Üben nicht mehr Kraftaufwand benötigt, die Brücke aber erheblich schöner aussieht.

Daß die Brücke insbesondere im Bereich der Verdauungsorgane wirkt, werden Sie selbst durch Magenglucksen oder gelegentliche Winde feststellen.

So gelingt Ihnen die Atmung

Auch die Brücke beginnt mit einem kräftigen Ausatmen bei gleichzeitigem Absenken des Kinns auf das Brustbein. Beginnen Sie nun mit dem Einatmen, heben Sie den Körper durch die Armmuskeln. Schieben Sie ihn auf die Füße, heben Sie das Gesäß, führen Sie den Kopf nach hinten und öffnen Sie den Mund. Im Idealfall ist jetzt das Einatmen abgeschlossen, und Sie beginnen mit dem Ausatmen und führen dabei Ihren Körper zurück zur Ausgangsposition. Wenn Sie fertig ausgeatmet haben, sitzen Sie. Die Hände sind gelöst und das Kinn ist auf dem Brustbein.

Auch bei der Brücke gilt: Dauert die Bewegung am Anfang zu lange für einen einzigen Atemzug, dann nehmen Sie zwei oder drei. Wenn Sie die Bewegung sicher und geläufig ausführen können, dann beginnen Sie, sie mit der Atmung zu koordinieren. Brücke aufbauen = einatmen, Brücke abbauen = ausatmen.

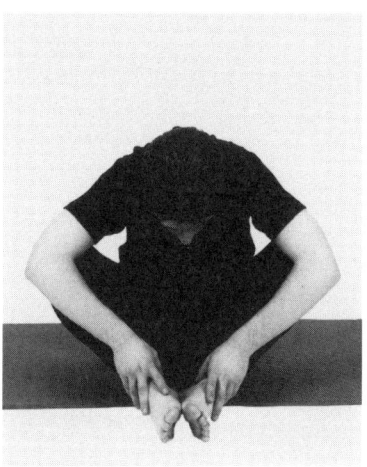

Entspannungshaltung nach der Brücke: ruhender Kutscher

So entspannen Sie sich nach der Übung

Eine schöne Entspannungshaltung am Schluß dieser Figur ist die Stellung des ruhenden Kutschers. Öffnen Sie die Beine, ziehen Sie die Füße Richtung Gesäß, winkeln Sie die Knie an. Beugen Sie den Oberkörper langsam vor, biegen Sie die Wirbelsäule Wirbel um Wirbel, und legen Sie die Arme locker über die aufgerichteten Knie. Lassen Sie den Kopf frei und wie schwerelos zwischen den Beinen baumeln. So entspannen und dehnen Sie die Wirbelsäule. Achten Sie am Schluß dieser Haltung darauf, daß Sie die Wirbelsäule langsam, Wirbel um Wirbel vom Kreuz bis zum Hals senkrecht aufrichten.

Der Berg aktiviert den Kreislauf

Der Berg, der fünfte »Tibeter«, schließt den Reigen der Übungen würdig ab, denn er aktiviert den Kreislauf. Durch die Auf- und Abbewegungen wirkt er wie eine mächtige Energiepumpe, die Schwung in alle Körperfunktionen bringt.

So gelingt Ihnen der Berg

Legen Sie sich auf den Bauch. Halten Sie die Füße etwas mehr als hüftbreit auseinander. Die Hände liegen, mit den Handflächen nach unten, Finger nach vorne, links und rechts neben den Schultern. Stellen Sie die Zehen auf, und heben Sie den Körper auf Hände und Zehen. Biegen Sie den Kopf und den Oberkörper, ähnlich wie beim Halbmond, nach hinten. Der Mund ist leicht geöffnet. Die Beine sind durchgestreckt und werden parallel zum Boden einige Zentimeter in der Luft gehalten. Die Gesäßmuskeln werden, wie beim Halbmond, maximal angespannt, um eine solide Basis für das Rückwärtsbiegen der Wirbelsäule zu bilden. Diese Stellung ist ähnlich der Haltung einer Kobra und wird deshalb auch die Kobra-Stellung genannt. Achten Sie auf guten Stand und auf absolut rutschfeste Sohlen, oder stellen Sie Ihre Füße an eine Wand.

Aus dieser Stellung heraus wird der Berg aufgebaut. Heben Sie das Gesäß kontinuierlich, bis Sie ein umgedrehtes V erreichen. Gleichzeitig führen Sie das Kinn auf das Brustbein. Kehren Sie zurück, senken Sie den Po und stretchen Sie den Oberkörper rückwärts. Nehmen Sie den Kopf zurück, öffnen

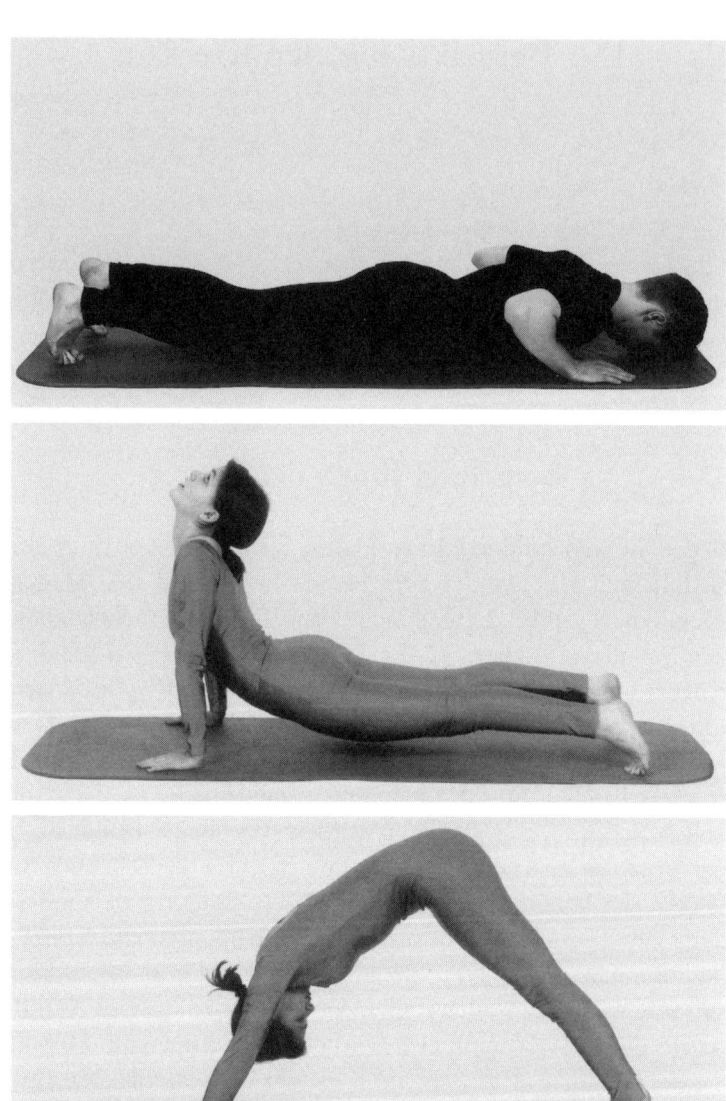

Sie den Mund. Senken Sie den Körper nicht ab, sondern halten Sie ihn auf Händen und Zehen in der Kobrahaltung, und beginnen Sie die nächste Wiederholung. Lassen Sie am Schluß der Übungen den Körper nicht einfach hinfallen, sondern lassen Sie ihn langsam und mit Muskelkraft auf den Boden sinken. Legen Sie dabei die Knie auf den Boden und senken Sie den Oberkörper mit Armkraft ab.

«Aua!» schreit Siglinde. Ich sehe zu ihr hinüber und mache mich sofort auf den Weg.

«Was ist passiert?» frage ich.

«Als ich den Berg aufbaute, bin ich mit den Füßen leicht zurückgerutscht. Glücklicherweise ist weiter nichts passiert, denn Sie sagten ja, ich sollte mit den Füßen in der Nähe der Wand bleiben.»

«Eigentlich meinte ich nicht in der Nähe, sondern an der Wand. Versuchen Sie die gleiche Übung jetzt noch einmal, aber ziehen Sie vorher Ihre Socken aus. Barfuß haben Sie auf diesem Parkettboden einen guten Stand. So gelingt Ihnen der Berg ohne Probleme.»

«Ich habe gehört, daß jede ›Tibeter‹-Übung auch eine Ruheposition hat», sagt Philomena. «Sie erklären die Berg-Figur jetzt aber anders. Was ist eigentlich richtig?» Sie sieht mich etwas verunsichert an.

«Danke für die Frage. Sie gibt mir Gelegenheit, den Unterschied zwischen Atemholen und Entspannungshaltung zu erklären. Jeder ›Tibeter‹ wird mehrmals wiederholt. Zwischen den Wiederholungen gibt es beim zweiten, dritten und vier-

Berg: Gerades Liegen, Hände neben Schulter, Zehen aufgestellt (oben)

Rücken rückwärts gebogen, Mund geöffnet – Kobrahaltung (Mitte)

Der Berg mit angezogenem Kopf (unten)

ten ›Tibeter‹ Momente, in denen alle Muskeln entspannt werden. Beim Kreisel ist das anders. Man dreht sich einfach weiter. Auch beim Berg wird der Körper zwischen den Repetitionen nicht abgestellt. Wir wechseln laufend ab: rückwärts biegen – Berg – rückwärts biegen – Berg usw.»
«Und was sind dann die Entspannungen?»
«Die Entspannungshaltungen sind Pausen zwischen den einzelnen Übungen. Wenn Sie alle Wiederholungen einer Figur gemacht haben, dann können Sie sich ausruhen. Das ist keine Pflicht, aber eine Möglichkeit, dem Körper etwas Ruhe zu gönnen. Danach führen Sie alle Repetitionen des nächsten ›Tibeters‹ durch und ruhen sich wiederum kurz aus. Diese Ruhepausen zwischen den einzelnen Figuren bezeichne ich als Entspannung.»

Alle »Tibeter« führen wir mit hüftbreit ausgerichteten Beinen aus. Beim Berg ist hüftbreit nicht falsch, aber wir erreichen einen sichereren Stand, wenn wir etwas breiter stehen. Halten Sie auch die Hände nicht allzu eng nebeneinander.
Die Höhe und Spitze des Berges können Sie durch die Handstellung beeinflussen. Werden die Hände weiter vorne Richtung Kopf gehalten, entsteht ein flacher, unattraktiver Berg. Schön sieht er aus, wenn die Hände auf Schulterhöhe sind.

So gelingt Ihnen die Atmung

Sie atmen beim Zurückbiegen des Kopfes und des Oberkörpers aus, und Sie beginnen einzuatmen, sobald der Körper die Bergbewegung beginnt. Ist die Spitze des Berges erreicht und das Kinn an das Brustbein gezogen, beginnt das Ausatmen und damit das Abbauen der Übung, also das Rückwärtsbiegen.

So entspannen Sie sich nach der Übung

Es gibt eine schöne Entspannungshaltung nach dem Berg: Legen Sie sich auf die Seite und strecken Sie den unteren Arm nach oben. Legen Sie den Kopf auf den Arm, wenn Ihnen das guttut. Wenn nicht, legen Sie den Kopf neben den Arm. Strecken Sie das untere Bein aus, und ziehen Sie das obere Bein in Richtung Brustkorb. Verlagern Sie nun das Körpergewicht auf das Knie des angezogenen oberen Beines. Legen Sie den oberen Arm locker angewinkelt neben dem Körper ab. So erreichen Sie eine ruhige, stabile Seitenlage, die viele Menschen auch ganz natürlicherweise im Schlaf einnehmen. Diese Liegeposition ist wechselseitig möglich, d. h. sie kann links oder rechts ausgeführt werden. Sie entspannt die zuvor geforderte Wirbelsäule und gibt dem Körper Gelegenheit, sich zu erholen.

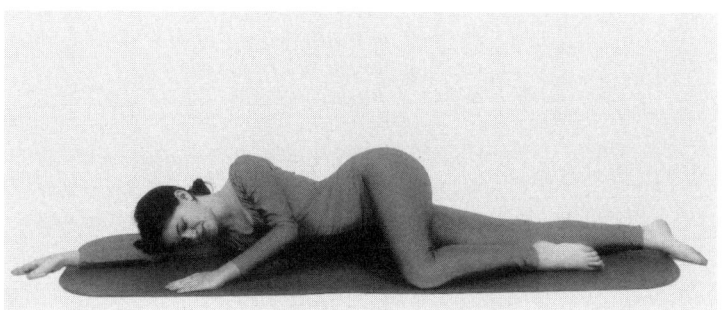

Entspannungshaltung nach dem Berg (Schlafstellung)

Auf einen Blick

Nr.	Name	Wirkung
1	Kreisel	Das aufrechte Stehen gibt Standfestigkeit und Selbstbewußtsein. Die Drehung gibt Ihnen Schwung und Elan für den ganzen Tag. Der Kreisel ist ein guter Indikator für Ihre Tagesform.
2	Kerze	Stählt die Bauch- und Rückenmuskulatur und verschafft Ihnen ein schlankes, dynamisches Aussehen. Richtig ausgeführt baut die Übung Rückenschmerzen ab.
3	Halbmond	Dehnt den ganzen Oberkörper, insbesondere die Wirbelsäule, den Brust-, Schulter- und Halsbereich. Trainiert die Fußgelenke. Das Paket spendet den Nieren eine Extraportion Sauerstoff.
4	Brücke	Stärkt die Wirbelsäule, dehnt den Oberkörper und aktiviert die Verdauungs- und Ausscheidungsorgane. Trainiert die Handgelenke.
5	Berg	Bewegt und dehnt noch einmal sämtliche Muskeln. Trainiert Hand- und Fußgelenke. Fungiert als große Energiepumpe. Aktiviert den Kreislauf.

So wird Ihre eigene »Tibeter«-Praxis zum Erfolg

Tägliches Training

«Stimmt es, daß die ›Tibeter‹ weniger Zeit benötigen als Taiji?» fragt Urs. «Sind sie tatsächlich besser als Yoga oder Rolfing?» Urs ist ein kräftiger junger Mann. Ich vermute, daß er verschiedene Methoden ausprobiert hat und wahrscheinlich auch Sport treibt. «Ich denke», antworte ich ihm, «daß die ›Tibeter‹ in einer Beziehung alle anderen Praktiken übertreffen, nämlich im Verhältnis von Zeiteinsatz und Nutzen.»

Urs sieht mich zweifelnd an und sagt: «Aber sie sind sicher nicht besser als ein intensives Lauftraining oder ein Tennismatch.»

«Aus eigener Erfahrung weiß ich, daß die ›Tibeter‹ eine sehr gute Grundfitness garantieren, denn sie arbeiten sämtliche Muskeln des Körpers durch. Aus diesem Grunde sind sie meiner Meinung nach vielen Sportarten überlegen, die den Körper einseitig belasten. Daß dem so ist, beweisen die typischen Sportverletzungen: Tennisspieler leiden oft unter dem sogenannten Tennisarm, Läufer und Fußballspieler belasten ihre Fußgelenke stark, Skifahrer die Beine usw.»

«Wollen Sie damit sagen, Sport sei ungesund?» unterbricht mich Urs etwas aufgebracht.

«Der Spitzensport hat diese Frage längst beantwortet», entgegne ich ihm und füge hinzu: «Leider kommt es auch im Breitensport oft zu Verletzungen.» Nach einer kleinen Pause stelle ich ihm eine Gegenfrage: «Ist es nicht so, daß viele Freizeit-Sportler nicht regelmäßig üben?»

«Hm», meint Urs, «ich habe nicht jeden Tag Zeit, Squash zu

spielen. Und auch das Laufen macht keinen Spaß, wenn es regnet.»

«Könnte es also sein, daß Sie Ihren Körper mit einem unregelmäßigen Training eher belasten als fördern?» hake ich nach.

Urs bleibt einen Augenblick nachdenklich und antwortet dann zögernd: «Nun ja, das habe ich auch schon gedacht ... wenn ich wieder einmal Muskelkater nach einem Sporteinsatz hatte. Aber die Frage nach Rolfing, Taiji und Yoga haben Sie noch nicht beantwortet. Ist beispielsweise Yoga nicht viel besser als die ›Tibeter‹?»

«Ich habe nichts gegen alle diese Praktiken. Sie alle haben spezielle Qualitäten. Aber sie stellen auch entsprechende Anforderungen. Yoga beispielsweise will sehr gründlich erlernt sein, und der tägliche Zeitaufwand dazu dürfte erheblich höher sein als bei den ›Tibetern‹: um auf den Sport zurückzukommen, auch ein seriöses Lauftraining benötigt mehr als zehn bis fünfzehn Minuten.»

«Das mag ja sein, aber mit Laufen oder mit einem tüchtigen Squash-Spiel kann ich ein bestehendes Fitness-Manko wieder ausgleichen», meint Urs.

«Nein, genau das können Sie nicht», widerspreche ich ihm höflich, aber bestimmt. «Fitness kann, genauso wie Schlaf, nur sehr beschränkt nachgeholt werden. Alles, was von der täglichen Routine und Norm abweicht, das vermerkt unser Körper übel. Sie haben ja selbst gesagt, daß Sie gelegentlich Muskelkater haben.»

«Wenn ich ganz ehrlich bin, dann habe ich nach jedem Training Muskelkater», gibt Urs zu.

«Es geht nichts über ein tägliches Training. Wenn man es zu Hause und ohne teure Geräte oder Kleidung ausführen kann, dann ist das doch geradezu ideal, oder? Ich denke, das ist einer der Gründe für den weltweiten Siegeszug der Fünf ›Tibeter‹.»

Wie üben?

Allmähliche Steigerung
Die »Tibeter« entfalten sich wie ein Same, der sein eigentliches Potential erst im Wachsen zeigt. Beginnen Sie in der ersten Woche mit täglich drei Wiederholungen jeder Figur. Sie kreiseln also dreimal, dann legen Sie sich hin, gehen dreimal in die Kerze, danach knien Sie sich hin und führen dreimal den Halbmond aus usw.

Nach den ersten Gehversuchen steigern Sie sich in der zweiten Woche auf fünf Repetitionen pro »Tibeter«. Sie kreisen jetzt also fünfmal, gehen fünfmal in die Kerze und führen auch den Halbmond, die Brücke und den Berg Figur um Figur je fünfmal aus. In der dritten Woche erhöhen Sie auf sieben Wiederholungen, in der vierten Woche auf neun und legen danach Woche um Woche zwei Durchgänge zu. Steigern Sie bis auf einundzwanzig Repetitionen pro Figur. Danach bleiben Sie bei einundzwanzig Wiederholungen pro Ritus und pro Tag.

Urs unterbricht mich wieder: «Drei Wiederholungen sind für mich als Sportler lächerlich. Ich mache sofort mehr, das kann mir doch nicht schaden.»

«Ich kann Sie nicht hindern. Aber ich kann es auch nicht empfehlen. Ich hatte verschiedentlich Teilnehmer, die sofort mit fünf oder sieben Wiederholungen begonnen haben. Einige davon riefen mich am vierten oder fünften Tag an und klagten über Erbrechen oder heftigen Schwindel. Sie glaubten dann, die ›Tibeter‹ seien schädlich, was sie natürlich nicht sind. Ich habe diesen Teilnehmern geraten, sofort zu reduzieren. Oft ist weniger mehr. Die ›Tibeter‹ sind ein Qualitätsprogramm.»

Ihr Körper ist keine Maschine. Er muß sich zuerst an die

»Tibeter«-Bewegungen und die daraus entstehenden Wirkungen gewöhnen. Geben Sie sich und Ihrem Organismus dafür Zeit. Es kann durchaus sein, daß Sie eine längere Zeit bei fünfzehn Wiederholungen stehen bleiben. Horchen Sie auf Ihren Körper, und lassen Sie ihm Zeit. Praktizieren Sie Ihre eigene Wiederholungsrate täglich und beobachten Sie den Fortschritt. Signalisiert Ihnen Ihr Organismus nach einer gewissen Zeit, daß er jetzt bereit für mehr ist, dann steigern Sie ab diesem Zeitpunkt von Woche zu Woche um zwei Repetitionen, bis Sie jede Figur täglich einundzwanzigmal wiederholen.

Über das normale Pensum hinaus

«Wenn ich voll in die ›Tibeter‹ einsteige, darf ich dann mehr tun als einundzwanzigmal?» fragt Urs.

«Ja, das dürfen Sie», antworte ich ihm, «aber nicht, indem Sie die Übungen dreiundzwanzig- oder fünfundzwanzigmal hintereinander machen. Sie können statt dessen einen zweiten Block aufbauen. Zum Beispiel am Mittag oder am Nachmittag. Diesen zweiten Übungsblock bauen Sie wie den ersten aus. Dreimal in der ersten Woche, fünfmal in der zweiten usw.»

«Ich kann die Übungen aber nur am Morgen machen, danach bin ich den ganzen Tag außer Haus. Also mache ich doch besser gleich zu Beginn etwas mehr, oder?»

«Nein, das ist nicht empfehlenswert. Es gibt andere Möglichkeiten. Da ist zum Beispiel der Kreisel, den Sie jederzeit so oft Sie möchten ausführen können.»

«Sie meinen, ich soll mich einfach hinstellen und kreisen?»

«Genau das meine ich. Der Kreisel ist ein idealer Muntermacher.»

Reihenfolge beachten

Beachten Sie in Ihrer Praxis die Reihenfolge der »Tibeter«. Die Figuren sind aufeinander abgestimmt und sollten immer vom ersten über den zweiten, dritten, vierten zum fünften praktiziert werden. Von dieser Regel macht der Kreisel, der erste »Tibeter«, eine Ausnahme. Ihn können Sie wahlweise am Anfang oder auch am Schluß Ihrer Übungen ausführen. Er kann, wie bereits gesagt, auch jederzeit zwischendurch praktiziert werden.

Entspannungspausen

Zwischen die einzelnen Figuren können Sie nach Bedarf Pausen einlegen und dabei die beschriebenen Entspannungshaltungen einnehmen. Sie können auch einfach tief durchatmen, in den Körper hineinhorchen und sich auf den nächsten »Tibeter« vorbereiten.

Bekleidung

Einer der ganz großen Vorteile des Programmes ist, daß Sie die »Tibeter« überall, jederzeit und in fast jeder Bekleidung praktizieren können. Am wirkungsvollsten ist Ihre Praxis jedoch, wenn Sie leicht bekleidet, ohne Schmuck und ohne sonstige Behinderungen üben.

«Warum sollte ich meinen Schmuck ablegen?» fragt Annabelle.

«Aus dem gleichen Grund, aus dem Sie ihn auch für die Nachtruhe ablegen», antworte ich ihr. «Ihr Organismus ist freier, kann sich besser erholen, wird nicht abgelenkt.»

«Aber ich kann meinen Ehering nicht abstreifen», sagt Annabelle. Beim Begrüßen und beim Händeschütteln hatte ich schon bemerkt, daß sie ganz aufgeschwollene Hände und Finger hatte. Deshalb erkläre ich ihr:

«Die ›Tibeter‹ aktivieren den Lymphfluß, d. h. unschöne

Wasseransammlungen werden sukzessive abgebaut. Daraus ergibt sich eine Straffung des Gewebes. Auf diesen Punkt werde ich bei der Vertiefung der einzelnen Figuren noch zu sprechen kommen. Können wir einen Handel abschließen?»

«Kommt ganz darauf an, wie der Handel aussieht.»

«Ok», sage ich, «versprechen Sie mir, daß Sie den Ehering ablegen, wenn Sie ihn wieder ganz einfach vom Finger streifen können?»

«Sie meinen, daß die ›Tibeter‹ meine Wurstfinger wieder schlank machen?» fragt sie mich.

«Nein», antworte ich ihr, «das meine ich nicht, das weiß ich, denn ich selbst trage meinen Ehering nicht mehr, weil er mir vom Finger rutscht. Ich muß ihn bei Gelegenheit verkleinern lassen.»

«Zeigen Sie mir mal Ihre Finger», fordert sie mich auf, immer noch zweifelnd. Als ich ihr die Hand hinstrecke, sagt sie: «Ja, wenn ich jemals so schlanke Finger bekomme, dann bin ich einverstanden.»

Sie sollten bei Ihrem Training warme, aktive Farben tragen. Das unterstützt den Charakter der »Tibeter« als dynamisches, vitales Fitnessprogramm. Raschelnde Materialien können störend wirken, insbesondere dann, wenn Sie die »Tibeter« mit mentalen Übungen verbinden.

Wenn sie nicht barfuß üben, sollten Sie Schuhe mit biegsamen Sohlen tragen. Nur so gelingt das Aufstellen der Zehen. Achten Sie zudem auf rutschfeste Sohlen.

Wann üben?

Der nachhaltige Erfolg hängt zum großen Teil davon ab, wie gut Sie Ihre »Tibeter«-Praxis in Ihren persönlichen Tagesablauf integrieren. Vorteilhaft ist, wenn Sie für die Übungen eine fixe Tageszeit bestimmen, so daß die »Tibeter« rasch zur festen Gewohnheit werden.

«Das tägliche Üben dürfte der Knackpunkt an der ganzen Geschichte sein», gibt der wohlbeleibte Xaver zu bedenken. «Wenn ich mir das so richtig überlege, dann führt das dazu, daß ich morgens früher aufstehen muß. Und allein diesen Gedanken, den mag ich gar nicht.»

«Mir macht das nichts aus», meldet sich die resolute Patrizia. «Es gibt einfach Dinge im Leben, bei denen muß man den inneren Schweinehund besiegen.»

«Was Patrizia sagt, ist sicher richtig», pflichte ich bei. «Oft muß man im Leben etwas geben oder riskieren, um daraus einen nachhaltigen Nutzen ziehen zu können. Auch ich habe mir lange überlegt, wann ich die ›Tibeter‹-Übungen machen sollte. Schließlich bin ich darauf gekommen, den Wecker eine Viertelstunde früher einzustellen. Bis heute habe ich diesen Entschluß nie bereut. Die ›Tibeter‹ geben mir wesentlich mehr als diese Viertelstunde, die ich einsetze.»

Xaver hat genügend Zeit, um nachzudenken. Dann sagt er mit listig zusammengekniffenen Augen: «Was geben sie konkret?»

«Diese Frage beantworte ich später gerne ausführlich. Hier nur soviel. Ich fühle mich am Nachmittag nicht mehr müde. Und zwar, obwohl ich am Morgen früher aufstehe. Ich bin, insgesamt gesehen, viel leistungsfähiger geworden.»

Denken Sie Ihren Tagesablauf durch. Wann sind Sie regelmäßig zu Hause? Wann könnten die Übungen in Ihren Alltag aufgenommen werden? Viele bevorzugen den Morgen. Er hat mehrere Vorteile: Sie sind regelmäßig zu Hause und absolvieren nach dem Aufstehen immer das gleiche Programm: Bad, Frühstück, Anziehen usw. Hier die »Tibeter« mitaufzunehmen macht Sinn. Auch bezüglich Wirkung ist der Morgen ideal: Der ganze Tag liegt noch vor Ihnen. Die »Tibeter« können während einer langen Zeit wirken. Wenn Sie sich für den Morgen entscheiden, dann gönnen Sie Ihrem Organismus zwischen dem Aufstehen und den Übungen etwa zwanzig Minuten Zeit, um sich «warmzulaufen».

Der Mittag scheidet für viele Menschen als Übungszeit aus, weil sie nicht nach Hause kommen oder weil am Arbeitsort nicht genügend Platz vorhanden ist. Auch der Abend ist nicht ideal, denn nicht jedermann hat eine regelmäßige Arbeit. Wird es spät, ist die Gefahr groß, daß keine Zeit mehr für die »Tibeter« bleibt. Bedenken Sie auch, daß die »Tibeter« munter machen – ein Zustand, den Sie am Abend nicht mehr unbedingt benötigen. Vertretbar ist der Abend dann, wenn Sie bewußt Energie schöpfen möchten, um beispielsweise nach einem vollen Tagesprogramm noch zu arbeiten. Als Faustregel gilt: Zwischen dem Üben und dem Schlafengehen sollten mindestens zwei, besser drei Stunden Aktivität liegen.

Sollten Sie einmal Ihre tägliche Praxis unterbrechen müssen, sei es auf Reisen oder aus Krankheitsgründen, dann nehmen Sie am nächsten Tag die Übungen wieder auf. Sollte die Unterbrechung einige Tage dauern, dann steigen Sie mit einer geringeren Wiederholungsrate wieder in Ihr tägliches Training ein. Steigern Sie danach, wie ganz am Anfang, von Woche zu Woche um zwei zusätzliche Repetitionen, bis Sie wieder bei Ihrer Anzahl oder bei 21 Durchgängen angelangt sind.

Wo üben?

«Ich habe gehört», sagt Hannelore, «die Mönche hätten die Übungen auf speziellen Teppichen an geheiligten Orten durchgeführt. Sie hätten sich dabei in Richtung Sonnenaufgang ausgerichtet. Muß ich mir jetzt zu Hause einen Übungsraum einrichten?»

«Wenn Sie die Möglichkeit dazu haben», antworte ich ihr, «dann kann das nicht schaden, denn in symbolhaften Ritualen kann viel Kraft stecken. Besteht diese Möglichkeit nicht, dann machen Sie es wie ich: Nehmen Sie eine Decke oder eine Matte. Die können Sie jeden Tag für das Training ausrollen und danach wieder wegstellen. Sollten Sie sich eine Matte beschaffen, dann achten Sie auf die Länge. Sie sollte mindestens 180 cm betragen, denn nur so erhalten Sie den erwünschten rutschfesten Stand. Die Breite ist relativ unwichtig, denn die Hände können notfalls auch neben der Matte liegen.»

Risiken und Nebenwirkungen

Immer wieder tauchen Fragen wie «Darf ich die ›Tibeter‹ ausführen?» auf. Die häufigsten Bedenken sind Schwangerschaft, Rückenschmerzen, eine Operation, chronische Müdigkeit, Unpäßlichkeit, die Monatsblutung und das Alter.

Alle diese Punkte sind keine wirklichen Hinderungsgründe.

Sicher, bei einem künstlichen Hüftgelenk ist abzuraten. Auch bei Schwangerschaft ab etwa dem dritten Monat, zumindest, wenn es darum geht, die »Tibeter« neu zu praktizieren. Sind Sie aber bereits eine geübte Anwenderin und werden dann schwanger, dann dürfen Sie die »Tibeter« auch weiterhin ausführen. Hören Sie auf Ihren Körper, nehmen Sie sich mehr Zeit für Ihr »Tibeter«-Training, und werden Sie langsamer in Ihren Bewegungen. Bei Rückenschmerzen ist die Art der Schmerzen festzustellen. Vorsichtshalber sollte der Arzt zu Rate gezogen werden. Die »Tibeter« sind eine hervorragende Rückenschule. Sie sind bei vielen Rückenleiden nicht nur verträglich, sondern nachgerade angezeigt. Beachten sie aber die immer wieder hervorgehobenen Punkte, insbesondere die aufrechte, gerade Haltung der Wirbelsäule.

«Sie meinen», fragt Francesca, «ich kann die ›Tibeter‹ machen, obwohl ich eine krumme Wirbelsäule habe?»

«Ja, das können Sie sicher. Ich kenne Ihren Rücken zwar nicht, aber viel schlimmer als meiner aussah, wird er wohl nicht sein, denn Sie stehen und laufen ganz gerade. Ich aber wurde aus der Armee ausgeschlossen, weil das Militär meine Rückgratverkrümmung als zu großes Versicherungsrisiko einstufte. Nach jahrzehntelangen Rückenschmerzen und vielen Massagen habe ich jetzt, dank der ›Tibeter‹, seit einigen Jahren keinerlei Rückenprobleme mehr.»

«Eine krumme Wirbelsäule ist eine Sache, eine Wirbelsäulenoperation eine ganz andere», sagt Urban. «Ich hatte eine solche Operation, und ich habe Schmerzen.»

«Bei Operationen bin ich vorsichtig im Urteil, wir sollten darüber genauer sprechen», antworte ich ihm. «Als allgemeine Regel kann gesagt werden: Wenn nach einer Operation eine normale Beweglichkeit vorhanden ist, dann können die ›Tibeter‹ angewandt werden. Ich selbst hatte eine Halswirbeloperation und konnte mich nach der Operation nur noch schlecht nach hinten umwenden. Heute ist meine Beweglichkeit normal, und ich spüre keinerlei Schmerzen mehr.» Ich mache eine Pause, um die Aufmerksamkeit auf mich zu ziehen. Dann fahre ich fort: «Ich betone noch einmal: Suchen Sie lieber Ihren Arzt einmal zu oft als zu wenig auf.»

Wenn jemand nicht übt, weil er unter chronischer Müdigkeit oder allgemeiner Antriebslosigkeit leidet, ist das wirklich schade. Gerade solchen Menschen helfen die »Tibeter« rasch, denn sie liefern Energie, Schwung und Lebensmut. Das Gleiche gilt für Unbeweglichkeiten jeder Art. Die »Tibeter« regenerieren Gelenke hervorragend. Alles, was dafür getan werden muß, ist: jeden Tag zu üben.

«Also, ich bin jetzt über achtzig», sagte mir Herr Lukowsky mit einer matten, enttäuschten Stimme am Telefon, «ich bin für die ›Tibeter‹ zu alt. Das packe ich nicht mehr, und es macht auch keinen Sinn mehr.»

«Es ist nie zu spät, Herr Lukowsky. Jeder Tag Ihres Lebens zählt», versuchte ich, ihn aufzumuntern. «War es nicht der Reformator Luther, der sagte, er würde selbst dann noch einen Baum pflanzen, wenn er wüßte, daß die Welt am nächsten Tag unterginge?»

Herr Lukowsky besuchte ein Seminar und machte mit Begeisterung mit.

Solange Sie sich bewegen und atmen können, so lange steht Ihrer »Tibeter«-Praxis nichts im Wege. Selbst körperliche Defekte oder Unterfunktionen, wie ein teilweise herausoperierter Magen, Verlust einer Niere oder der Milz, Operationen am Darm, an der Wirbelsäule, am Unterleib – all dies sind keine ernsthaften Hinderungsgründe. Natürlich können die »Tibeter« eine fehlende Niere nicht ersetzen. Aber sie können die Funktion der bestehenden Niere unterstützen und harmonisieren.

Sollten Sie, aus welchem Grund auch immer, die eine oder andere Figur nicht perfekt ausführen können, so ist das kein

Beinbruch. Praktizieren Sie jeden »Tibeter« so gut Sie dazu körperlich in der Lage sind. Steigern Sie sich, sofern und soweit Ihnen das möglich ist.

Bettruhe, eine schwere Krankheit oder eine Operation können das Üben unmöglich machen. Geben Sie dem Körper Gelegenheit, sich zu erholen, und beginnen Sie nach der Genesungszeit wieder mit weniger Durchgängen. Während der Rekonvaleszenz können Sie die »Tibeter« auch rein gedanklich durchführen. Die mental-meditative Konzentrationsübung entwickelt eine ähnlich positive Wirkung wie das physische Durchführen, insbesondere dann, wenn die Atemführung mit beachtet und ausgeführt wird.

Schade wäre, wenn Sie die »Tibeter« in den Ferien ausließen. Gestalten Sie Ihre »Tibeter«-Praxis im Urlaub als kleines tägliches Fest: Nehmen Sie Musik, Entspannungshaltungen, positives Denken mit dazu. Üben Sie in der freien Natur, am Strand, in den Bergen. Gerade in Ihrer Erholungszeit können Sie sich Ihrem persönlichen Gesundbrunnen ausführlich widmen. Ähnlich können Sie auch die Wochenenden gestalten. Führen Sie Ihre »Tibeter« an Werktagen zügig und kraftvoll, ohne Pausen und ohne Entspannungshaltungen durch, so können Sie sich an Wochenenden mehr Zeit lassen und ihre Praxis tiefer, langsamer, körperbetonter oder auch meditativer gestalten.

Kreisen Sie zur Musik.

Machen Sie die Kerze als echte Fitnessübung.

Öffnen Sie sich genußvoll der Sonne durch langsame, tief gestretchte Halbmonde.

Betonen Sie die Brücke mit straffen Muskeln.

Schließen Sie mit hohen, schönen Bergen ab.

Schalten Sie zwischen die einzelnen Übungen erholsame, meditative Entspannungshaltungen mit Musik ein.

Positive Wirkungen

Quelle der Jugend

Ich hatte das Seminar begonnen und zeigte gerade ein Foto
von einem Baum, den der Herbststurm gefällt hatte. Der
Stamm war gebrochen, der Baum lag am Boden. Nur noch
einige wenige Fasern verbanden den Stamm mit dem ge-
brochenen Baumstumpf und dem Wurzelwerk. Ich erzählte,
daß dieser Baum, der den ganzen Winter hindurch am Boden
gelegen hatte, im Frühjahr wider alle Erwartung ausgeschla-
gen, Blätter gebildet, zu blühen begonnen und Früchte ange-
setzt hatte. Ich verwendete dieses Bild, um darzustellen, daß
die natürlichen Regenerationskräfte auch krasse Verletzungen
überwinden können und daß selbst in sehr kritischen Fällen
wieder neue Triebe, Blätter, Blüten und Früchte wachsen und
gedeihen können. Das sollte all jenen Teilnehmern Mut machen, die Schmerzen, Leiden, Operationen oder Schicksals-
schläge erlebt hatten.

Da meldet sich Mary. «Heißt das, daß ich mit nur einer
Niere wieder ein normales Leben führen kann?»

«Ich denke ja, denn genau das wurde mir mehrmals von
Teilnehmern bestätigt.»

«Wie hat sich das geäußert? Was haben die gespürt?» will
Mary wissen.

«Ich kann Ihnen meine eigenen Erfahrungen schildern»,
antworte ich ihr. «Auch ich habe, bevor ich mit den Fünf
›Tibetern‹ anfing, mehrere Operationen hinter mich ge-
bracht, denn ich litt an einer sogenannten unheilbaren Krankheit. Für mich waren die Wirkungen der ›Tibeter‹ unspekta-

kulär. Irgendwann im Laufe der Zeit stellte ich fest, daß ich einen bestimmten Schmerz einfach nicht mehr spürte. Er trat nicht mehr auf. Er gehörte der Vergangenheit an. Der Körper hatte ihn definitiv überwunden.»

«Es geschieht also einfach», meint Mary nachdenklich. «Es muß aber doch eine Erklärung geben, warum so etwas passiert?»

«Ja, es gibt mehrere. Ich finde, die beste Erklärung ist die, daß die ›Tibeter‹ unsere endokrinen Drüsen anregen, deren Funktionen harmonisieren und damit den ganzen Organismus steuern.»

«Was sind endokrine Drüsen?»

«Es sind die Hormondrüsen, also die Hypophyse, Epiphyse, Pankreas… usw.»

«Das hört sich kompliziert an.»

«Die Namen sind nicht so wichtig. Wesentlich ist, daß diese Drüsen Sekrete, also Säfte absondern, die die Funktion unserer Organe steuern. Die Sekrete werden auch Hormone genannt. In der Kindheit regulieren sie das Größenwachstum, beim Erwachsenen die Körpertemperatur, den Stoffwechsel, die Muskelaktivität…»

Mary unterbricht: «Das ist mir viel zu medizinisch. Gibt es keine einfachere Erklärung?»

Bevor ich antworten kann, ruft Liliane: «Unser Organismus und unser Seelenleben werden durch die Energiezentren beeinflußt. Sie werden auch ‹Chakren› genannt, und zwar: Kronenchakra, Stirnchakra…»

«Jetzt kenne ich mich überhaupt nicht mehr aus», ruft Mary verzweifelt. «Was sind denn Chakren?»

Liliane brennt es auf der Zunge, doch sie sieht mich an und wartet. Auch Mary wendet sich mir zu. Ich nutze die Pause für eine Erklärung.

«Die Energiezentren entsprechen dem, was die westliche

Medizin hormonelle Drüsen nennt: aktive Zentren, die unsere Körperfunktionen und auch unsere Emotionen beeinflussen. Sie sind für den Körper wie Gaspedal und Bremse.»

«Gibt es Unterschiede zwischen den Energiezentren und den hormonellen Drüsen?»

«Eigentlich nein, zumindest nicht, was ihre Lage im Körper und ihre Funktion betrifft.»

«Ich denke, ich habe das Wichtigste begriffen», sagt Mary. «Wir Menschen werden ganz offensichtlich von der Funktion dieser Drüsen oder Energiepunkte beeinflußt. Wenn sie optimal funktionieren, dann sind oder bleiben wir gesund, wenn nicht, dann besteht die Gefahr einer Krankheit.»

«Sie haben es genau erfaßt», ruft Liliane.

«Und ich darf ergänzen», sage ich, «daß diese Sekrete nicht nur für die Gesundheit, sondern auch für Jugend, Spannkraft, Vitalität und Lebensmut zuständig sind.»

«Jetzt sehe ich, warum im Zusammenhang mit den ›Tibetern‹ immer vom ‹Quell der Jugend› gesprochen wird», staunt Mary.

Die »Tibeter« wirken auf alle Muskeln, Sehnen und Bänder. Sie sind ein ideales Körperprogramm, das Ihre Gelenkigkeit erhält oder ausbaut und das Ihnen eine solide körperliche Grundfitness gewährt. Die »Tibeter« bewirken aber noch mehr. Sie harmonisieren den Ablauf der natürlichen Funktionen wie beispielsweise Stoffwechsel, Blutkreislauf, vegetatives Nervensystem. Unterfunktionen werden ausgeglichen, Überfunktionen gedämpft. Bestehende Blockaden, Verkrampfungen, Verkrustungen und Ablagerungen werden sukzessive abgebaut. Das gilt sowohl für den körperlichen als auch für den seelisch-geistigen Bereich.

Die Wirkung der »Tibeter« kann mit einem Fluß verglichen werden. Sobald Sie Ihre tägliche Praxis aufnehmen, beginnt die Quelle zu fließen. Zuerst ist es ein kleines Rinnsal. Mit der Steigerung Ihrer Praxis schwillt auch Ihr «gesundmachendes Wasser» an. Erreichte es am Anfang nur einige wenige Organe oder Körperstellen, wird es bald an allen Ecken und Enden aktiv, um schließlich den ganzen Organismus zu beleben.

Chronische Leiden verschwinden allmählich

Chronische Leiden entstehen nicht von einem Tag auf den anderen. Sie mögen unvermutet durchbrechen, doch in jedem Fall wurden sie über eine längere Zeit aufgebaut. Deshalb benötigt der Körper auch eine längere Phase der Regeneration für deren Abbau. Ablagerungskrankheiten wie z. B. Kopfschmerzen, Migräne, Arthritis, Rheuma, kalte Hände und Füße, zu tiefer und zu hoher Blutdruck und auch Stoffwechselleiden wie z. B. Magenprobleme, saures Aufstoßen und Verstopfung verschwinden nach und nach. Durch die Fünf »Tibeter« werden selbst Übergewicht und Heißhungergefühle reduziert. Schlafstörungen werden überwunden, Kreislaufbeschwerden gemildert. Wechseljahresbeschwerden und Regelstörungen werden ausgeglichen, ja sie treten gar nicht erst auf, sofern die »Tibeter« über diese Jahre regelmäßig angewandt werden. Hektik, Streß und Anstrengung werden wesentlich besser und ruhiger gemeistert. Das Nervenkostüm wird gestärkt. Die Konzentrationsfähigkeit wird gesteigert. Depressive Stimmungen und Minderwertigkeitsgefühle schwinden. Doch dies alles bewirken die Fünf »Tibeter« nicht von heute auf morgen, sondern allmählich.

Einzige Voraussetzung ist, daß Sie regelmäßig üben. Dabei werden Sie bald auch Feinheiten entdecken. Die »Tibeter« geben Ihnen durch verschiedenste Körpersignale und Symptome zu verstehen, daß Ihr Organismus lebt und daß er gewisse Dinge gut verträgt, andere dagegen weniger. In diesem Sinne sind die »Tibeter« auch eine Lebensschule. Sie führen zu mehr Körperverständnis und Natürlichkeit. Wenn Sie auf die Signale eingehen, dann helfen Sie nicht nur Ihrem Organismus, sondern Sie potenzieren damit auch die Effizienz der »Tibeter«. Auf einer guten Autobahn fährt das Auto mit erheblich weniger Aufwand als auf einer Schotterpiste voller Schlaglöcher. Sie haben es in der Hand, die Wirkung der »Tibeter« und damit Ihre Gesundheit zu fördern.

Die »Tibeter« sind wie freundlich lächelnde Helfershelfer; immer zuvorkommend und dienstbereit. Sie können hinweisen oder ermahnen, bleiben dabei aber vornehm zurückhaltend. Sie stehen auf Abruf bereit, weit entfernt von jeder Schulmeisterei, Diktatur oder Dogmatik. Sie lassen uns unseren freien Willen und führen uns mit viel Geduld, Liebe und Ausdauer.

Die mehr als lästigen Kleinigkeiten werden ausgeräumt

Im täglichen Leben eines jeden Menschen gibt es viele «Kleinigkeiten», die oft mehr als lästig und wesentlich mehr als «klein» sind, an die man sich aber trotzdem gewöhnt hat. Dazu gehören Kopfschmerzen, kalte Füße, Kreislaufprobleme, Stimmungen, Nervosität usw. Es soll sogar Leiden geben, die man richtiggehend liebgewonnen hat, möglicherweise deshalb, weil man dadurch Aufsehen erregt. Ist es nicht schön, das Mitgefühl der Mitmenschen zu erhalten? Sich krankschreiben zu lassen kann fast als Auszeichnung empfunden werden. Man wird umsorgt und verwöhnt und steht im Mittelpunkt. Eine Krankheit ist ein gutes Mittel, aus dem Alltagstrott auszusteigen und der fordernden Welt für eine Weile zu entfliehen.

All das sind «Vorteile», die man nur erreicht, wenn man krank ist oder in seinem Leiden verharrt. Eine solche Haltung kann auch unbewußt eingenommen werden. Sie steht der Wirkung der »Tibeter« konträr entgegen.

Natürlich durchschauen Sie diese Zusammenhänge, denn jede Krankheit ist schließlich mit großen Nachteilen verbunden. Sie bedeutet eine echte Behinderung und schmälert die Lebensqualität. Sie verursacht Schmerzen und bringt viel persönliches Leid. Diese Qualen muß jeder selbst und persönlich erdulden. Niemand nimmt Ihnen Ihre Schmerzen ab, weder der Arzt noch die Versicherung, auch nicht der Staat, der Arbeitgeber oder der Lebenspartner. Deshalb setzen Sie unter normalen Umständen auch alles daran, Leiden so rasch und so gründlich wie irgend möglich loszuwerden. Die »Tibeter« unterstützen Sie dabei in idealer Weise. Sie helfen Ihnen, eine ganze Reihe von körperlichen und psychischen Störungen zu überwinden.

Somatisch	*Psychisch*
Afterjucken	Abgestumpftheit
Blähungen, Winde	Alpträume
Durchblutungsstörungen	Depressionen
Durchfall	Fehlende Belastbarkeit
Harter Stuhl	Geistige Trägheit
Kalte Füße	Gereiztheit
Kalte Hände	Interesselosigkeit
Magen-Darm-Probleme	Legasthenie
Magenbeschwerden	Leistungsabfall
Nachtschweiß	Minderwertigkeitsgefühle
Ohrensausen	Neigung zu Wutausbrüchen
Reizüberflutung	Nervosität
Saures Aufstoßen	Niedergeschlagenheit
Schwindelgefühle	Schwankende Stimmungen

Schwitzen an den Füßen	Schwarzmalerei
Stinkender Stuhl	Unausgeglichenheit
Verstopfung	Unbestimmte Angstgefühle
Wadenkrämpfe	Unruhe
Zu tiefer/hoher Blutdruck	Unterdrückte Wut

Die »Tibeter« lösen alte Ablagerungen

Einige Leiden, wie beispielsweise Kopfschmerzen, Migräne, Asthma, Akne, Allergien, Rheuma und Müdigkeit können als Bemühungen unseres Organismus gesehen werden, unerwünschte Fremdstoffe loszuwerden. Das gelingt unserem Körper mit unterschiedlichem Erfolg. Wir alle trinken gereinigtes und aufbereitetes Wasser, atmen belastete Luft, essen industriell hergestellte Lebensmittel und nehmen gelegentlich Medikamente. Bei einem Überangebot von belastenden Stoffen werden die Ausscheidungsorgane überfordert, und dem Körper bleibt nichts andres übrig, als die Fremdstoffe einzulagern. Solche Depots können über lange Zeit angesammelt werden. Sie können unbemerkt bleiben oder auch neue Migräneattacken, Asthmaschübe, Erkältungen, rheumatische Schmerzen, Heuschnupfen usw. auslösen. Das gehäufte Auftreten gerade dieser Krankheiten zeigt, daß in unserer Zivilisation wahrscheinlich jeder Mensch Fremdstoffe, Ablagerungen und nicht verarbeitete Giftstoffe mit sich herumträgt.

Um sich zu heilen, muß der Körper die lästigen Plagegeister loswerden. Das kann er nur, indem er sie durch die Ausscheidungsorgane schleust. Auf diesem Weg verursachen sie gelegentlich auch Schmerzen, Übelkeit oder Erbrechen, denn die Fremdstoffe gelangen ja in den Blutkreislauf. Sollten solche Symptome auftreten, können Sie den Abbauprozeß verlangsamen, indem Sie die »Tibeter«-Wiederholungsrate verringern. Kehren Sie dann wieder zu Ihrem normalen Rhythmus zurück, wenn Sie sich wohl fühlen. Freuen Sie sich darüber, daß der Körper sich entschlackt und entgiftet. Unser «Motor» wird um so leistungsfähiger, je schneller und ungehinderter die Körpersäfte fließen können.

Äußere und innere Schönheit

«Sie haben so viel über Krankheiten gesprochen, doch ich fühle mich völlig gesund», sagt Tanja. «Ich habe ein ganz anderes Problem.» Sie blickt etwas unsicher zu Boden, rafft sich dann aber auf und sagt: «Ich leide unter unreiner Haut.» Sie macht wieder eine Pause und stößt dann aus: «Ich finde mich oft richtig unrein und ekle mich vor mir selbst.»

«Unreine Haut», erkläre ich, «ist eine mögliche Folge des Ausscheidungsprozesses unseres Körpers.»

Tanja sieht mich groß an: «Der Körper scheidet durch die Haut aus?»

«Ja, sicher», antworte ich ihr. «Wir glauben immer, unsere Haut sei wie eine luft- und wasserundurchlässige Plastikschicht. Das ist sie keineswegs; sie ist durchlässig. Zwar nicht gerade wie ein Sieb, aber immerhin. Etwa zwei Prozent der Atmung erfolgt immer durch die Haut. Auch Fremdstoffe versucht unser Körper auf diesem Weg loszuwerden. Unterstützen Sie Ihre Organe durch das regelmäßige ›Tibeter‹-Training. Wenn die belastenden Stoffe ausgeschieden sind, erhalten Sie eine reine und schöne Haut, samten wie ein Pfirsich.»

Für reine Haut und ein gutes Aussehen wird viel Geld ausgegeben. Das zeigen die Umsätze der Schönheitsinstitute und der Kosmetikindustrie deutlich. Die »Tibeter« liefern, so ganz nebenbei und frei Haus, was Schönheitsmittel oder -kuren nur bedingt erreichen: einen natürlich-reinen Teint, gut durchblutete, jugendlich-glatte Haut, ein strahlendes Gesicht, einen festen Po, straffe Brustmuskulatur und gestärkte Bauchmuskeln. Auch Schlankheit kann hier aufgeführt werden. Sie ist spätestens dann mit Sicherheit erreichbar, wenn die »Tibeter« mit einer natürlichen Ernährung kombiniert werden.

Die äußere Schönheit geht bei den »Tibetern« mit innerer Zufriedenheit einher. Die innere Ausgeglichenheit wiederum ist Grundvoraussetzung für die nachhaltige Verbesserung der äußeren Schönheitsmerkmale. Nur wer innerlich ruhig und selbstbewußt ist, hat eine offene und vitale Ausstrahlung. Natürlichkeit und gewinnendes Lachen basieren auf inneren Werten.

Das Immunsystem wird gestärkt

Der Begriff «Immunsystem» wird für eine Gruppe von Organen verwendet, die sich gegenseitig darin unterstützen, unseren Organismus gegen Angriffe krankmachender Stoffe zu schützen. Sie werden, wie alle anderen Organe auch, durch die Sekrete der Drüsen gesteuert. Bei optimaler, koordinierter Steuerung sind die Organe leistungsfähig und bilden einen zuverlässigen Schutzwall gegen alle Eindringlinge. Sie sind auch kräftig genug, bereits eingedrungene Stoffe unschädlich zu machen und sie zur Ausscheidung vorzubereiten.

Indem die »Tibeter« die endokrinen Drüsen anregen und stärken, unterstützen sie auch das Immunsystem.

Unsere Umwelt hält einige Aufgaben für unser Immunsystem bereit. Wir haben Kontakt mit Menschen, die möglicherweise gerade erkältet sind oder an einer ansteckenden

Krankheit leiden. Wir kommen in Berührung mit verunreinigten Materialien, wir atmen belastete Luft, oder wir sind Strahlen von elektronischen Geräten ausgesetzt. Solche Einflüsse neutralisiert unser Immunsystem in aller Regel zuverlässig und ohne daß wir viel davon spüren. Es schirmt unsere lebenswichtigen, normalen Organfunktionen ab und macht uns unempfindlich. Diese Unempfindlichkeit hat in unserer Zeit einen sehr hohen Stellenwert, denn wir unterliegen einer extremen Dauerbelastung.

- **Streß:** Zwischenmenschliche und berufliche Konflikte, nicht verarbeitete Emotionen, Lärm, Fernsehen, Reizüberflutung, Farbübersättigung
- **Umweltbelastung:** Schadstoffe, Abgase, Blei und andere Gifte, Petrochemie, Farben und Lacke, Kunstdünger
- **Ernährung:** Nährwertlose Lebensmittel, Zucker, Salz, Auszugsmehle, tierische Produkte, entmineralisierte Produkte, künstliche Vitamine, Vitalstoffmangel
- **Lebensmittelzusätze:** Konservierungsstoffe, Farbstoffe, Geschmacksstoffe, E-Nummer-Produkte
- **Genußmittel:** Alkohol, Zigaretten, Kaffee, Tee, Kunstprodukte wie Kaugummi usw.
- **Medikamente:** Antibiotika, Kortison, Grippemittel, Schmerzmittel, Husten- und Erkältungsmittel
- **Geopathische Belastung:** Wasseradern, Stromleitungen, Magnetfelder, Erdstrahlen, TV, Funk, Telefone, Fernbedienungen

Die Problematik unserer Zivilisation besteht darin, daß Fremdstoffe und Einflüsse gehäuft und kombiniert auftreten. Sie summieren sich, so daß unser Immunsystem bis an die Grenze seiner Leistungsfähigkeit belastet wird. Viele unserer Zivilisationskrankheiten sind auf eine Überlastung des Immunsystems zurückzuführen, so etwa Erkältungen, Hautausschläge, Asthma, Kopfschmerzen und auch Krebs.

Unser Immunsystem ist nicht etwa nur dann gefordert, wenn eine neue Grippewelle im Anzug ist. Als gute und getreue Schutzpolizei ist es jeden Tag rund um die Uhr im Einsatz. Mit den »Tibetern«, natürlicher Ernährung, Luft und Licht, und mit einem möglichst streßfreien Leben unterstützen wir es. Gerade dieser letzte Punkt zeigt die Problematik. Ganz abgesehen von den Umwelteinflüssen, denen wir nur sehr bedingt ausweichen können. – Wie oft kommt es vor, daß wir uns trotz aller guten Vorsätze eben doch ärgern?

Krankheiten entstehen nicht im luftleeren Raum. Die Krankheitserreger können dann leicht und schnell durchbrechen, wenn sie einen Nährboden finden, auf dem sie sich vermehren können. Nicht ausgeschiedene Fremdstoffe und Ablagerungen sind ein solcher Nährboden. Durch die tägliche Praxis der »Tibeter« geben wir unserem Organismus die Möglichkeit, unerwünschte Stoffe auszuscheiden. Damit finden die Krankheitserreger keinen Angriffspunkt mehr. Wir bleiben gesund.

Entspannungsanleitung 1: Am Meer

Die »Tibeter« stehen im Einklang mit dem natürlichen Wechsel zwischen Anspannung und Entspannung, zwischen Flut und Ebbe, zwischen aktivem Tag und ruhiger Nacht. Oft genug besteht unser Leben aus einem Übermaß an Verpflichtungen, Anspannung, Hektik und Streß. Diese Belastungen können wir leichter verkraften, wenn wir Entspannungspausen einschalten. Nehmen Sie sich Zeit, und lassen Sie sich in die Welt der bewußten Entspannung entführen.

Vorbereitung

Sie können den nachfolgenden Text mit ruhiger und langsamer Stimme auf ein Band sprechen und ihn dann abhören. Alternativ empfehle ich Ihnen, den Text mehrmals zu lesen und die Entspannung danach in Gedanken nachzuvollziehen. Die Entspannung kann rascher und tiefer erfolgen, wenn Sie sie mit einer passenden, beruhigenden Musik begleiten.

Legen Sie sich auf den Rücken. Achten Sie auf bequeme Kleider. Nehmen Sie eine Decke, wenn Ihnen kalt ist. Entspannen Sie sich so vollständig wie irgend möglich. Überprüfen Sie Ihre Stirn (keine Runzeln), Ihren Mund (Kiefer ist locker, leicht geöffnet, Zunge ruht gelöst mit der Zungenspitze am oberen Gaumen, Lippen sind nicht zusammengekniffen, sondern lose). Lockern Sie Ihren Hals, Ihre Schultern, legen Sie die Wirbelsäule flach und ruhig auf die Unterlage. Lassen Sie Ihre Hüfte, die Oberschenkel und Waden ruhig und schwer ruhen und die Füße locker und leicht nach außen fallen. Wenn Sie Ihren Körper so entspannt haben, dann schließen Sie die Augen, lockern Sie jede Verkrampfung der Augen und fixieren Sie die Augen innerlich auf die Nasenspitze. Überprüfen Sie Ihre Atmung. Atmen Sie in ruhigen, tiefen Bauchzügen? Hebt und senkt sich die Bauchdecke regelmäßig, ruhig, langsam? Lassen Sie den Atem Ihren ganzen Körper durchströmen, lockern Sie so Ihre Muskeln, Sehnen und Bänder. Atmen Sie regelmäßig und versuchen Sie, sich auf das folgende Bild zu konzentrieren. Sollten Ihnen Gedanken durch den Kopf schießen, dann lassen Sie diese ungehindert wieder wegziehen und kehren Sie zu Ihrer Atmung zurück. Machen Sie zwei oder drei tiefe Atemzüge und steigen Sie dann wieder in das Bild ein, d. h. versuchen Sie erneut, sich meditativ in die Beschreibung des Bildes zu vertiefen.

Das Bild

«Ich liege ruhig und entspannt auf dem Rücken. Ich entspanne bewußt meine Arme, meinen Rücken, meine Beine. Ich entspanne bewußt alle Muskeln, Sehnen und Bänder. Ich entspanne den Kopf, die Zähne, Augen, Stirn, den Nacken und die Schultern, den Rücken und den Bauch. Meine Hüfte liegt schwer und völlig entspannt am Boden.

Ich schließe meine Augen und konzentriere mich auf die Nasenspitze.

Ich atme ruhig und gleichmäßig. Ich atme tief und ruhig in den Bauch.

Ich habe Ferien und genieße eine völlig ruhige Stunde ohne jegliche Hektik, ohne Verpflichtungen. Ich habe viel Zeit.

Ich liege am Strand im angenehmen Sand. Es ist ein schöner

Tag, die Sonne scheint angenehm warm. Mein Körper ist umgeben von Sand, ich liege wohlig und weich. Meine Arme ruhen im warmen Sand, sie sind völlig entspannt. Mein Kopf, mein Nacken und meine Schultern ruhen im Sand, sie sind völlig entspannt. Mein Rücken ist gerade, er ist gestützt durch den warmen Sand, und er ist völlig entspannt. Meine Hüfte ist eingebettet im warmen Sand, sie ist schwer und entspannt. Meine Oberschenkel ruhen auf dem warmen Sand, sie sind völlig ruhig und entspannt. Meine Waden sind locker und warm, sie sind umgeben vom Sand. Meine Füße sind locker und warm.

Ich atme weiter ruhig und entspannt in den Bauch. Der ganze Körper ist ruhig, entspannt und schwer. Ich freue mich über diese freie Stunde, über diese Entspannung, über die Ruhe und die Zeit, die ich habe. Ich bin sehr zufrieden und auch friedfertig. Ich habe Zeit und bin in Geberlaune. Ich vergebe mir selbst meine eigenen Fehler und ich verzeihe auch meinen Mitmenschen. Heute habe ich frei, und ich bin auch frei von Mißgunst, Groll oder Haß. Ich bin glücklich, zufrieden und vergebe.

Es weht ein leichter, angenehm warmer Wind. Er umschmeichelt meinen ganzen Körper. Ich spüre den Wind auf meiner Haut, er ist angenehm und entspannt mich völlig. Ich genieße diese Streicheleinheiten, die völlige Ruhe und Entspannung. Sie sind wie die Belohnung für mein großzügiges Verhalten, für mein Vergeben und Verzeihen. Der Wind bestätigt mich in meiner Haltung, ich bin glücklich und zufrieden.

Ich atme weiterhin ruhig, tief und gleichmäßig in den Bauch.

Ich liege unmittelbar neben dem Wasser und höre das Rauschen der Wellen. Es sind ruhige Wellen. Sie rollen majestätisch auf das Ufer zu und beruhigen mich völlig. Das warme Wasser beginnt zu steigen und zu steigen. Es umgibt meinen Körper, und es beginnt mich zu tragen. Mein Körper schwimmt völlig schwerelos im Wasser. Die ruhigen Wellen übertragen sich auf meinen Körper. Sie erfassen meinen Kopf, meinen Nacken, meine Schulter, meinen Rücken. Sie wandern über meine Hüfte, über meine Oberschenkel und meine Waden. Alle Muskeln, Bänder, Sehnen sind völlig entspannt und locker. Ich genieße dieses weiche, angenehme Wogen durch meinen Körper. Ich bin umgeben und getragen vom warmen, angenehmen Wasser, und ich werde gewiegt von den angenehmen, ruhigen Wellen des Meeres. Ich fühle mich frei, entspannt, wohlig, geborgen. Meine Wut, mein Haß und meine Eifersucht werden durch die Wellen weggetragen. Ich vergebe und vergesse. Ich werde durch das wohlige Schaukeln tausendfach belohnt für mein liebevolles Vergeben. Ich vergebe auch mir selbst und werde dafür belohnt durch sanftes Wiegen.

Die Sonne wärmt meinen Körper, der Wind umschmeichelt meinen Körper, die Wellen wiegen meinen Körper. Ich bin völlig frei, locker, entspannt und geborgen.

Ich atme weiterhin ruhig, tief und regelmäßig in den Bauch.

Das Wasser beginnt, sich zurückzuziehen. Ganz sanft komme ich zurück auf den Sand. Er ist angenehm warm. Der warme Wind trocknet meine Haut, er wärmt und umschmeichelt mich. Ich ruhe völlig entspannt. Mein Kopf ist gebettet und geborgen. Mein Nacken und meine Schultern sind ruhig und entspannt. Mein Rücken liegt flach, ruhig und entspannt. Meine Hüfte liegt schwer und entspannt. Meine Oberschenkel sind völlig ruhig, meine Waden liegen ruhig und entspannt. Meine Arme sind warm, ruhig und entspannt. Ich fühle mich in absoluter Hochstimmung, zufrieden und glücklich.

Ich genieße den freien, ruhigen Tag. Ich nehme diese Freude mit und übertrage sie auf den heutigen Tag. Ich beginne, meine Arme zu recken und zu strecken, meinen Rücken und meine Beine zu recken. Ich strecke und dehne mich ausgiebig. Ich komme langsam zurück und öffne meine Augen.»

Feedback

Ich habe diese Entspannung mit den Seminarteilnehmern durchgeführt. Als ich anschließend frage, wem es gelungen sei, auf den Wellen zu schwimmen und sich schaukeln zu lassen, sagt Katja: «Mein Körper wurde federleicht und schwamm tatsächlich auf den Wellen.» Stina berichtet: «Ich fühlte, wie die Wellen physisch durch meinen Körper zogen, die Muskeln der Beine, der Hüfte, des Rückens und der Arme schaukelten auf den Wellen, ohne daß ich sie willentlich bewegt hätte.» Ute schließt sich an: «Ich fühlte mich erlöst, so als ob ein großer schwerer Stein von mir abfiel.» Schließlich sah ich Robin, der zuvor skeptisch war, an. Nach einem Zögern meint er: «Ich habe zwar nicht alles aufnehmen können, und auch das Schweben ist mir nicht gelungen. Trotzdem: Ich fühle mich wohl und erfrischt.»

Sollten Sie die »Tibeter« noch nicht anwenden, so lade ich Sie hiermit ein, mit Ihrer eigenen Praxis jetzt zu beginnen.

Mit dem zweiten Teil des Buches steigen Sie nun tiefer in die Geheimnisse der »Tibeter« ein und lernen, sie zu Ihrem persönlichen Jungbrunnen zu machen.

Teil 2   Vertiefung

Die Fünf »Tibeter« für Körper, Geist und Seele

Liebe auf den zweiten Blick

Annina hat sich für einen Schnupperkurs (ein halbtägiges Einführungsseminar) angemeldet. Zwei Tage vor Seminarbeginn ruft sie an und sagt ganz aufgeregt: «Ich hatte mich sehr gefreut auf das Seminar, aber jetzt bin ich nicht sicher, ob ich kommen soll.»

«Was ist denn passiert?» frage ich.

«Ich habe gelesen und auch gehört, daß die ›Tibeter‹ eigentlich nur für alte Menschen sind.» Nach einer kurzen Pause fügt sie hinzu: «Ich bin noch keine dreißig Jahre alt und möchte nicht an einem Altennachmittag teilnehmen.»

«Ich hatte zwar verschiedentlich Seminarteilnehmer, die über siebzig Jahre alt waren, aber ich habe auch regelmäßig ganz junge Menschen», antworte ich und suche die Anmeldungen des betreffenden Seminars hervor. «Ich kenne zwar die Teilnehmer des von Ihnen ausgewählten Seminares nicht persönlich, aber ich sehe gerade, daß sich auch eine Mutter mit ihrem Sohn angemeldet hat.»

«Dann stimmt es also nicht, daß die ›Tibeter‹ nur ausgeführt werden, um Altersgebrechen loszuwerden?» Ihre Stimme klingt immer noch skeptisch.

«Nein, durchaus nicht. Gerade junge Menschen werden durch Beruf, Familie und gesellschaftliche Verpflichtungen besonders gefordert. Die ›Tibeter‹ sind in dieser Situation eine wunderbare Hilfe. Sie stärken die physischen und die mentalen Kräfte.»

«Sie meinen, mit täglich drei Durchgängen kann ich meine Nervosität abbauen?» fragt sie.

«Die ›Tibeter‹ können ihre Wirkung in dem Maß entfalten,

wie sie angewendet werden. Wenn Sie einen besonders hekti-
schen Beruf ausüben, dann würde ich Ihnen empfehlen, die
›Tibeter‹ nicht nur einzuüben, sondern auch gezielt zu vertiefen.» Annina stellt noch eine Reihe weiterer Fragen. Sie ab-
solvierte das Seminar und ging motiviert nach Hause.
    Einige Zeit später rief sie wieder an und fragte, wie sie die
»Tibeter« vertiefen könnte. «Ich begann meine ›Tibeter‹-Pra-
xis mit gewissen Vorbehalten. Trotzdem habe ich mich aufge-
rafft und die Figuren jeden Tag ausgeführt. Mittlerweile habe
ich so viele positive Wirkungen erlebt, daß ich meine täglichen ›Tibeter‹-Übungen richtiggehend liebe. Jetzt möchte ich
sie noch besser kennenlernen.»

Die »Tibeter« sind wie eine Edelrose. Sie wachsen, gedeihen, bilden Knospen und öffnen sich langsam zu
schönen Blüten. Sie entfalten sich, blühen und verströ-
men einen betörenden Duft. Sie sind jeden Tag neu und
erfreuen alle unsere Sinne.

Der kräftig gebaute Herbert fragt: «Wird das tägliche Üben
nicht sehr rasch langweilig? Ich meine, man macht ja immer
die gleichen Bewegungen.»
    Seine Frau Elenor, eine zierliche, feingliedrige Person,
stößt ihn lächelnd in die Seite und sagt: «Ach, du denkst
immer nur an deinen Körper. Aber es geht doch um viel
mehr.» Dabei sieht sie mich fragend und hilfesuchend an.
    Deshalb antworte ich: «Natürlich üben wir jeden Tag die
gleichen Bewegungen. Daraus ergibt sich zwangsläufig eine
gewisse Routine.»

«Siehst du», sagt Herbert zu seiner Frau, «ich habe es dir ja gesagt. Ich für meinen Teil finde darin keinen Nachteil, ich bewege mich gerne.»

«Ich glaube nach wie vor, daß es Möglichkeiten gibt, die ›Tibeter‹ zu vertiefen und zu verinnerlichen», meint Elenor.

«Halt, halt!» rufe ich und lächele die beiden an. «Bevor hier ein kleiner Ehekrieg ausbricht, möchte ich weiter erklären: Natürlich üben wir jeden Tag rein körperlich. Und natürlich dürfen wir uns an diesen Bewegungen freuen. Außerdem kann man diese Bewegungen vertiefen. Einige solcher Variationen habe ich bereits gezeigt. Zudem gibt es Vertiefungsseminare.

Das tägliche Üben ist auch deshalb nicht langweilig, weil der Körper immer wieder anders darauf reagiert. Denken wir beispielsweise an den Kreisel. Sie werden rasch feststellen, daß Ihnen an einem Tag schwindlig wird, am nächsten Tag aber nicht.»

«Warum eigentlich?» mischt sich Helga ein.

«Unser Körper ist keine Maschine, die jeden Tag die genau gleiche Leistung erbringt», antworte ich ihr. «Wir reagieren sensibel auf Belastungen. Das wissen Sie sicher aus eigener Erfahrung. Denken Sie an eine Bergwanderung oder einen Tag am Meer. Am Abend eines solchen Tages fühlen Sie sich ganz anders als nach einem normalen Arbeitstag. Jede unangenehme Nachricht, Hektik, Streß, Aufregung, starke Konzentration, langes Arbeiten vor dem Bildschirm, eine knifflige Aufgabe und tausend solcher Dinge beeinflussen unseren Körper. Das ›Tibeter‹-Training hilft dem Körper, solche Belastungen abzubauen und auszugleichen. Das spüren wir beim Üben.»

«Oh», ruft Elenor, «da haben wir es. Sie sagten gerade, daß Belastungen auch durch Hektik oder Aufregung verursacht werden. Also habe ich doch recht, es geht nicht nur um den Körper.»

«Sie haben recht, Elenor», antworte ich ihr. «Wir Menschen sind nicht nur Körper, sondern immer auch Seele und Geist. Hektik, Streß, Aufregung haben sowohl körperliche als auch innere Auswirkungen. Sie verknoten unsere Eingeweide und bringen unsere Gedanken und Gefühle in Aufruhr. Beides können wir ausgleichen, indem wirmit dem Körper arbeiten. Durch die Bauchmuskelbewegung entspannen wir unseren Körper, beruhigen die Organe und nehmen Einfluß auf die Gefühle.»

«Dann ist es ja gerade richtig, wenn ich mich viel bewege», beharrt Herbert.

«Ja», nbestätige ich ihm. «Bewegung ist richtig. Auch der berühmte Feldherr Karl der Große machte sich Bewegung zunutze. Er dachte sich ganz bestimmte Übungen für seine Truppen aus. Seine Programme waren darauf ausgerichtet, verschiedene Arten von Aggression wie z. B. Belagerungskoller abzubauen. Was ich mit diesem Beispiel sagen will, ist Folgendes: Damit eine Bewegung gezielt sowohl körperlich als auch seelisch-geistig wirkt, muß sie durchdacht sein. Die ›Tibeter‹ sind in dieser Hinsicht einzigartig ausgewogen.»

«Also», sagt die kleine und zierliche Elenor triumphierend zu ihrem Mann, «es kommt nicht so sehr auf die Menge, sondern auf die Qualität der Bewegung an.»

«Die Qualität ist sicher sehr wichtig», antworte ich ihr. «Aber es gibt Dinge wie z. B. Sorgen oder auch Angst, die verlangen eine intensive Therapie. Deshalb sollten wir die ›Tibeter‹ auch kontinuierlich bis auf 21 Wiederholungen steigern.»

«Eigentlich weiß ich nicht, weshalb ihr beiden euch kabbelt», wendet sich Helga an Elenor und Herbert. «Jeder von euch hat auf seine Weise recht. Mich interessiert jetzt nur noch, wie ich persönlich die Fünf ›Tibeter‹ vertiefen kann. Ich erlebe derzeit ein sehr unangenehmes Mobbing am Arbeitsplatz. Ich möchte gern wissen, ob und wie ich mit den ›Tibetern‹ meinen Frust loswerden kann.» Helga hat sich wieder umgewandt und sieht mich direkt an: «Können Sie uns gezielte Ratschläge zu den einzelnen Figuren geben?»

«Ja, das mache ich gerne», antworte ich ihr. «Damit ich die Zusammenhänge und Wirkungsweise besser darstellen kann, mache ich zuerst einen kleinen Ausflug in die Medizingeschichte und komme danach zu den einzelnen ›Tibetern‹.»

Medizingeschichte

Bekannt waren nur die Körpersäfte

Sucht man den Anfang der Medizingeschichte, stößt man unweigerlich auf Hippokrates, der von 460 bis 377 vor Christus in Griechenland lebte. Er beschrieb verschiedene Krankheiten und deren Symptome und gilt als Begründer der westlichen Medizin. Er stellte ethische Leitlinien auf, denen die Ärzte auch heute noch durch den hippokratischen Eid verpflichtet sind. Hippokrates kannte weder den Blutkreislauf noch das Nervensystem. Er erkannte aber, daß Säfte im Körper zirkulieren, und er legte großen Wert darauf, schlechte Körpersäfte auszuleiten, um so den Körper zu entschlacken und zu harmonisieren. Diese einfache Methode wandten er und seine Nachfolger mit großem Erfolg an. Bis weit ins Mittelalter waren Ausleitungsverfahren die Therapie schlechthin und wurden für alle damals bekannten Krankheiten angewandt. Auch heute noch basieren viele Heilverfahren auf diesem Gedankengut, so alle harntreibenden, abführenden und schweißtreibenden Praktiken. Auch naturheilkundliche Methoden wie Aderlaß, Schröpfen oder Blutegel ansetzen stützen sich auf dieses Urwissen. Die Wasserheilkunde und das Heilbad sind in unsere Zeit übertragene Formen alter Ausleitungsmethoden. Selbst das Blutspenden könnte man als eine moderne Variante solcher Praktiken bezeichnen.

Die »Tibeter« leiten zwar die Säfte nicht aus wie beim Aderlaß oder beim Blutspenden. Dennoch bewirken auch sie eine Körperreinigung und Entschlackung. Die Kerze beispielsweise regt die Verdauung an und beseitigt Verstopfung. Beim Paket, der Entspannungshaltung des Halbmondes, atmen wir direkt in die Nieren. Bei der Brücke arbeiten wir intensiv im Bereich Unterleib und sprechen so alle Ausscheidungsorgane an. Auch die schwungvollen Pumpbewegungen des Berges fördern die Ausscheidung.

Der Blutkreislauf wird entdeckt

Im 17. Jahrhundert entdeckte der englische Anatom Harvey den Blutkreislauf. Erstmals wurden das Herz, die Lungen und das ganze System der Adern und Venen erforscht, aufgezeichnet und wissenschaftlich nachgewiesen. Diese Entdeckung hat die ganze westliche Medizin revolutioniert. Jetzt stand ein zusammenhängendes Transport- und Leitungssystem für alle Arten von Spritzen und Medikamenten zur Verfügung. Harveys Arbeiten waren die Voraussetzung für die Entwicklung der chemischen Medizin.

Interessant ist, daß unser Organismus eigentlich zwei Blutkreisläufe besitzt, einen kleinen und einen großen. Im kleinen Blutkreislauf findet der Sauerstoffwechsel statt. Das aus dem Körper zurückfließende Blut zirkuliert durch die Lungen, gibt Kohlendioxyd ab und nimmt neuen lebenspendenden Sauerstoff auf. Der große Kreislauf transportiert das so aufbereitete Blut durch die Arterien in den ganzen Körper.

Insbesondere der Kreisel und der Berg fördern den Kreislauf. Viele Seminarteilnehmer sind beim Abschluß des Kreisels erstaunt darüber, wie warm ihre Hände und Fingerspitzen durch die Drehbewegung geworden sind. Beim Berg hinterlassen die Hände regelmäßig kleine schweißnasse Abdrücke auf den Übungsmatten. Das zeigt, wie gut die Blutzirkulation durch die »Tibeter« angeregt wird.

Unser Lebensnerv

Etwa 1890 wurde das menschliche Nervensystem und damit ein neues und höherrangiges System im menschlichen Körper entdeckt. Es erschloß weitere, vielfältige Behandlungsmethoden etwa in der Neurochirurgie und Psychiatrie. Die »Tibeter« wirken harmonisierend auf Nervenimpulse. Sie machen selbstsicher und bauen Nervosität ab.

Etwa einen Monat nach meinen ersten Seminaren versandte ich Fragebögen. Ich wollte feststellen, welche Wirkungen die »Tibeter« im Alltag entfalten. Ich erwartete Ergebnisse wie Vitalität, Kraft und Energie. Die Antworten lauteten ganz anders und waren für mich damals enttäuschend. Viele Teilnehmer schrieben nämlich: «Ich bin ruhiger geworden», «Ich habe meine Nervosität verloren», «Ich kann mich besser konzentrieren». Auch heute noch erhalte ich meistens ähnliche Antworten von Anfängern. Sie zeigen deutlich, daß die »Tibeter« sofort, gezielt und sehr wohltuend auf unseren Nervenhaushalt einwirken.

Lymphe & Co, die Saubermänner vom Dienst

Sowohl der Blutkreislauf als auch das Nervensystem sind physisch feststellbare Systeme. Sie können durch verschiedene Methoden, am sichersten natürlich durch das Sezieren, plastisch greifbar gemacht werden. Ihre Existenz wurde deshalb auch problemlos wissenschaftlich anerkannt.

Beim lymphatischen System verhält sich die Sache anders. Bekannt war zunächst lediglich eine weißliche Gewebeflüssigkeit aus Blutplasma und Lymphozyten. Bekannt waren auch die Lymphknoten und der Brustmilchgang, eine Verbindung zwischen den Lymphgefäßen im Darm und dem linken Halsvenenwinkel. Wie das System zusammenhängt, welche Organe wichtig sind und wie die Lymphe transportiert wird, das blieb jedoch lange Zeit verborgen und ist wohl auch heute noch nicht abschließend erforscht. So dauerte es bis zum Jahr 1960, bis das lymphatische System als körpereigenes Abwehrsystem erkannt wurde. Vieles spricht dafür, daß die Lymphe die Lebensgrundlage der Zellen bildet und auch als Träger der Erbeigenschaften, der DNS dient.

Da die Lymphe über keinen «Motor», d. h. kein Herz verfügt, stellt sich die Frage, wie sie transportiert wird. Es wird von «Saugleitungen mit den Rückstrom verhindernden Klappen» gesprochen. Ein großer Teil der Lymphe fließt aber ohne erkennbare Leitungen im Gewebe. Sie wird logischerweise nur dann bewegt, wenn die Muskeln, Sehnen und Bänder bewegt werden. Damit wären wir erneut bei einem der wichtigsten Grundsätze unseres Lebens: Bewegung, Bewegung, Bewegung. Die Fünf »Tibeter« sind, wie wir wissen, eine hervorragende Methode, alle Körperteile mindestens einmal jeden Tag zu bewegen. So bewegen wir auch die Lymphflüssigkeit und betreiben aktive Körperreinigung. Lymphknoten befinden sich gehäuft in den Bereichen Hüfte-Leiste, Armbeuge und Hals. Diese Bereiche werden gezielt angesprochen, nämlich durch die Kerze (Bereich Hüfte-Leiste), den Halbmond (Bereiche Armbeuge und Hals), die Brücke und den Berg (alle genannten Bereiche).

Daß die »Tibeter« einen sehr positiven Einfluß auf den Lymphfluß haben, hat meine Frau mehrmals sichtbar erfahren. Aufgrund ihres relativ losen Bindegewebes bilden sich bei ihr gelegentlich Ringe und Säckchen unter den Augen. Wir machten einen Kurzurlaub im Winter und hatten unglücklicherweise ein kleines Zimmer. Die »Tibeter« konnten wir nicht vollständig durchführen, denn auch im Freien war es zu kalt. Dazu kam eine ungewohnt salzhaltige Küche. Am zwei-

ten Ferientag hörte ich meine Frau im Bad entsetzt auf-
stöhnen. Sie hatte dick angeschwollene Ringe unter den Augen – ganz offensichtlich vom Körper angelegte Depots,
gestaute Lymphe, die nicht abfloß. Zu Hause angekommen,
kehrten wir zu den täglichen »Tibeter«-Übungen zurück, und
die Schwellungen bauten sich zusehends ab. Sie waren innerhalb von drei Tagen vollständig verschwunden.

Die geheimnisvollen Meridiane

Die Anerkennung der Meridiane durch die westliche Medizin
ließ lange auf sich warten. Der Grund dafür ist einfach: Die
Meridiane sind weder sichtbar noch sonst irgendwie physisch
feststellbar. Es gibt keine Adern, Venen, Lymphknoten, Ner-
venstränge. Und doch ist das System da, durchzieht den ganzen Körper und versorgt uns mit Energie und Kraft. Eine
ganze Reihe von Indizien dafür liefert beispielsweise die Akupunktur, die in asiatischen Ländern nie in Frage gestellt wurde
und die in den letzten Jahren auch im Westen Einzug hielt.
Wenn es möglich ist, durch Reizung ganz bestimmter Körperstellen Schmerzfreiheit und Heilung herbeizuführen, dann
müssen auch Reizleitungen vorhanden sein, die die Aku-
punktursignale weiterleiten.

Auch der Westen kennt eine Reflexpunkttheorie. Der eng-
lische Neurologe Sir Henry Head (1861–1940) entdeckte die
Headschen Zonen; Hautareale, in denen bei Erkrankung in-
nerer Organe Reflexe auftreten. So können beispielsweise
Gallenkrankheiten (Gallensteine, Gallenentzündung) in die
Schulter ausstrahlen und koronare Herzkrankheiten in die
Innenseite des Oberarmes.

Wir sind nicht nur Körper, sondern auch Seele und Geist.
Zwischen diesen verschiedenen Ebenen gibt es keine medizi-

nisch feststellbaren oder sichtbaren Verbindungen. Und doch sind sie da. Der Alltag dokumentiert das auf vielfältige Art und Weise: Der Schock, der das Blut in den Adern gefrieren läßt, oder Sorgen, die den Magen verknoten.

Gerade in der Wechselwirkung zwischen Körper, Geist und Seele zeigen die »Tibeter« ihre Kraft. Sie aktivieren unseren Körper, wirken aber gleichzeitig harmonisierend auf unser Seelenleben und schaffen einen klaren Geist.

In der Seminarpause sehe ich, wie Isabel ihre Tasche packt und sich bereit macht heimzugehen. Ich frage sie, ob ihr das Seminar nicht gefällt.

«Ich halte den Halbmond nicht aus, ich kann meine Tränen nicht zurückhalten», antwortet sie. Nach und nach erzählt sie mir, daß ihr Mann sie verlassen hat. Offenbar hatte sie den ganzen Schmerz hinuntergeschluckt und geschwiegen. Durch das Üben des dritten Tibeters, bei dem sich der Oberkörper weit öffnet, brach der Schmerz jetzt wieder aus. Ich versuche sie zu trösten und rate ihr: «Lassen Sie die Tränen fließen und waschen Sie damit die Erinnerung weg.»

Sie sieht mich ungläubig an: «Sie meinen, das sei normal?»

«Gefühle zu unterdrücken kann nicht normal sein», erwidere ich. «Für mich gehören Gefühle zum Leben, genauso wie Arme und Beine zum Körper gehören. Da ich Arme habe, benutze ich sie auch. Ähnlich verhalte ich mich mit meinen Gefühlen.»

Isabel zögert noch: «Positive Gefühle ausleben, das tue auch ich gerne. Aber negative Gefühle sind so schmerzhaft.»

«Sicher sind Trauer, Erniedrigung oder Kränkung keine angenehmen Gefühle. Sie aber ständig im Unterbewußtsein mit sich herumzutragen ist eine große Belastung. Drücken Sie diese Gefühle aus. Weinen Sie, dann können Sie sie leichter vergessen.»

Isabel greift zum Taschentuch und verschwindet in die Damentoilette. Rechtzeitig zum Pausenende kommt sie zurück und flüstert mir im Vorbeigehen zu: «Ich habe mit meinem Selbstmitleid abgeschlossen. Ich hoffe, daß mir die ›Tibeter‹ nun weiterhelfen.» Sie macht einen entschlossenen, aber auch etwas hilflosen Eindruck.

Am Seminarende schüttelt sie mir die Hand und sagt: «Ich werde die ›Tibeter‹ jeden Tag anwenden und alle aufgestauten Gefühle abarbeiten. Ich bin sehr zuversichtlich, daß ich meinen Weg finde.»

Ich habe Isabel später wieder getroffen. Sie ist jetzt eine attraktive, fröhliche und selbstbewußte Frau.

Das Geheimnis tiefer ergründen

«Haben Sie den Artikel in der Medizinzeitung über das positive Denken geschrieben? Und sind Sie der Trainer, der Fünf-›Tibeter‹-Seminare anbietet?» fragt mich Marlies. Als ich beide Fragen bejahe, fährt sie fort: «Ich habe das positive Denken mehrfach versucht, aber es funktioniert nicht. Ich glaube nicht an Affirmationen und schon gar nicht an Meditation. Ich würde zwar gerne ein ›Tibeter‹-Seminar besuchen, aber das scheint ja ohne positives Denken nicht möglich zu sein.»

«Die ›Tibeter‹ können selbstverständlich auch ohne positives Denken ausgeführt werden», erwidere ich: «Sie bestehen aus körperlichen Bewegungen. Eine Verpflichtung zu Affirmationen, positivem Denken oder Meditation besteht nicht.» Ich sehe, wie sich die Gesichtszüge von Marlies entspannen.

«Sie meinen, ich könnte die ›Tibeter‹ kennenlernen ohne Meditationskenntnisse?»

«Dem steht nichts im Wege», antworte ich. «Sie können die ›Tibeter‹ rein physisch ausführen, auf dieser Ebene bleiben und sie auch ausbauen.»

Marlies erlebte die Fünf »Tibeter« als ein körperbetontes Bewegungs- und Fitnessprogramm und war glücklich damit. Einige Zeit später rief sie an und sagte: «Die ›Tibeter‹ bringen mich immer wieder zum Nachdenken über verschiedene wichtige Dinge in meinem Leben. Ich möchte nochmals einen Versuch mit dem positiven Denken machen.»

Planung ist das halbe Leben

Wenn es darum geht, ein Haus zu bauen oder eine neue Maschine zu konstruieren, werden zuerst Pläne erstellt. Ein neues Medikament wird zunächst in komplexen chemischen Formeln erarbeitet. Die hierarchische Struktur eines Unternehmens wird anhand eines Organigramms geplant und festgelegt. Alles, was in die Realität umgesetzt werden soll, findet seinen Anfang in Denkarbeit und Planung. Dieses normale Vorgehen ist auch der Grundgedanke des positiven Denkens: Alles, was mir in Zukunft Gutes geschehen soll, wird zuerst in Gedanken bewegt. Die Gedanken formen. Sie sind wie die Urkraft der Mutter Erde, die den Pflanzen Halt und Kraft zum Wachsen und Gedeihen gibt. Eine nährstoffreiche Erde und richtige Bewässerung lassen eine Pflanze kräftig sprießen. So ist es auch in unserem Leben mit den Gedanken: Wohl sortiert, aber nicht überdüngt, klar und frei von allen negativen Einflüssen, das ist der geistige Nährboden, auf dem unsere Haltung aufbauen kann. Hier wächst ein gesundes Empfinden, das unser Handeln und letztlich auch unseren Körper beeinflußt.

Wenn wir uns von Sorgen, Angst und negativen Nachrichten belasten lassen, dann welkt unser Lebensbaum. Eine grundsätzlich positive Lebenseinstellung weckt unsere Lebensenergie. Solange uns die Strahlen der Sonne wärmen, gedeiht unser Lebensbaum. Die »Tibeter« helfen uns, zu einer lebensbejahenden Grundeinstellung zu finden.

Ich treffe einen Geschäftsmann, von dem ich weiß, daß er kurz vor dem finanziellen Ruin steht. Er bietet einen jammervollen Anblick: kränkliches Aussehen, müde, stark gealtert. Ganz offensichtlich ist er am Ende seiner physischen Kräfte angelangt. Er sagt: «Eigentlich haben wir jetzt Betriebsferien, aber ich kann nicht in den Urlaub, meiner Gesellschaft geht es viel zu schlecht. Ich muß ums Überleben der Firma kämpfen.»

Ich sage zu ihm: «Ich weiß, wie Sie Ihren Betrieb und Ihre Gesundheit retten können.»

Matt und voller Zweifel sieht er mich an, interessiert sich aber doch: «Wie denn?» fragt er.

«Gehen Sie in die Ferien und machen Sie nichts außer den ›Tibetern‹.»

Er argumentiert lange mit mir, aber schließlich kann ich ihn doch überzeugen, zumal in seiner Branche im Sommer praktisch alle Geschäfte geschlossen werden. Ich arbeite ein Programm aus, das seinen Tagesablauf genau definiert: Aufstehen, Entspannung,»Tibeter«, Spazieren, aufbauende Lektüre, Kreisel, Schwimmen, Affirmationen, Lektüre, Entspannung, Affirmation. Ich nehme ihm das Versprechen ab, daß er sich strikt an das Programm hält.

Eine Woche ist verstrichen, als das Telefon klingelt: «Wenn ich es nicht selbst erleben würde, würde ich es nicht glauben. Es ist unglaublich, wie fit und positiv ich mich fühle. Ich könnte Bäume ausreißen.» Ich gratuliere ihm herzlich und bitte ihn, sein Programm auch für den Rest der Ferien strikt durchzuhalten, denn ich weiß, daß er alle Kräfte brauchen wird, wenn er zurückkommt.

Ich hörte lange Zeit nichts mehr von ihm, bis ich ihn zufällig traf. Es war ihm zwar nicht gelungen, die ganze Firma zu retten, aber er hatte genügend Schwung und Ideen, um neu durchzustarten. Es ging ihm gut und er sah kräftig und vital aus. Die»Tibeter« führt er nach wie vor täglich aus.

Positive Gedanken sind wie eine Vertragsunterschrift

Positive Gedanken sollten, genauso wie auch Pläne, reiflich überlegt und durchdacht werden. Wir können Vorschläge einholen oder auch fertig erstellte Pläne hinzuziehen, aber genauer und viel spannender wird die Sache, wenn wir unser eigenes Haus selbst planen. Natürlich achten wir darauf, daß es nicht ein Luftschloß, sondern ein ansprechendes Gebäude mit einem soliden Fundament wird.

Affirmationen sind wie ein «Gut zum Druck» oder wie die Unterschrift unter den fertigen Plan. Es ist die Bestätigung vor der Ausführung. Es ist das Ja-Sagen zu dem, was Sie in der Planung und in Gedanken längst erschaffen haben. Durch dieses Gutheißen geben Sie Ihrem Körper und Geist das Signal, die Pläne in die Realität umzusetzen. Je intensiver, zielgerichteter und häufiger Sie Ihre Pläne durch Affirmationen bestätigen, desto zielsicherer und genauer können diese Pläne umgesetzt werden.

Natürlich werden Sie, wie ein guter Baumeister auch, dafür sorgen, daß der Plan realistisch bleibt. Sie werden die Kosten berechnen, die Bauzeit einplanen, den Ausbau sorgfältig überwachen usw. Sie haben zwar längst zugestimmt und als Plan ist das Haus bereits fertig, aber bis zum Bezug ist noch viel Einsatz und Arbeit nötig. Sie besuchen die Baustelle jeden Tag, verbringen viel Zeit mit Detailarbeit, überwachen die Handwerker, messen nach, kalkulieren und rechnen. In all dieser Zeit verlieren Sie weder die Übersicht noch den Mut, denn Richtschnur ist und bleibt Ihr Plan, dessen Realisierung Sie tagtäglich intensiv vorantreiben.

Die Affirmationen, jeden Tag mehrmals angewandt, sind nichts anderes als die geistige Arbeit zur Realisierung Ihrer mentalen Vorsätze. Das Ausarbeiten von Detailplänen und die

Überwachung der Bauarbeiten erfordern ganzen Einsatz. Affirmationen sind vergleichbar. Je genauer Sie sind, je intensiver Sie mit Ihren eigenen Affirmationen arbeiten, desto genauer wirken sie.

Der Kreisel erzeugt Lebensfreude

Alle Teilnehmer haben die Drehung längst abgeschlossen, nur die beiden Schwestern kreisen immer noch. Endlich stehen auch sie still und sehen sich gegenseitig an. Ich will schon die Musik abschalten, als ich sehe, wie die Schwestern zu lachen beginnen und sich mit den Augen zuzwinkern. Wie auf ein verabredetes Zeichen stellen sie sich Rücken an Rücken, legen die Hände aufeinander und beginnen nochmals, leicht und beschwingt zu kreisen. Die ganze Gruppe sieht fasziniert zu.

Schöpfen Sie frischen Mut

Der Kreisel, dieser Muntermacher, benötigt zwar Platz, hat aber den Vorteil, daß er losgelöst von den anderen Figuren überall und jederzeit durchgeführt werden kann. Sie können ihn in voller Berufskleidung, ja sogar mit Krawatte und Straßenschuhen ausüben.

Versuchen Sie, den ersten »Tibeter« zu einer rhythmischen Musik tänzerisch auszuführen. Setzen Sie dazu den Atem gezielt ein. Atmen Sie ein bis zwei Schritte ein und vier bis fünf Schritte (je nach Musik) tief aus. Der Tanz-Kreisel eignet sich hervorragend dazu, Anspannungen und Verkrampfungen etwa nach einer Konferenz oder nach harter, monotoner Arbeit zu lösen. Die rhythmische Bewegung, kombiniert mit dem Kreisen, löst und lockert Anspannung und durchflutet den Körper mit neuer Energie. Sind Sie erst einmal etwas geübt und die anfänglichen Schwindelgefühle verschwunden, können Sie auch zügig, ja sogar rassig und schwungvoll kreisen und tanzen.

Eine weitere Variante der Anwendung ist, sich beim Drehen voll auf die Finger zu konzentrieren. Fühlen und beobachten Sie beim Drehen, wie alles Blut in die Hände und Finger strömt und wie sie Gewicht erhalten. Stellen Sie jetzt die Hände leicht schräg, so daß sie die Luft wie Flügel durchschneiden und dabei wie Propeller wirken. Sie werden das Gefühl haben, daß Ihre Arme und Hände wie Rotore wirken. Sie beginnen abzuheben und sich in die Luft zu schrauben. Sie schweben und verlieren alle Erdenschwere. Ihr Körper wird leicht, Ihre Gedanken werden gereinigt. Sorgen, Kummer, Nöte, Probleme sind wie weggeblasen. Sie kreisen in einem Feld des Lichts und haben alles Belastende hinter sich gelassen. Kommen Sie langsam zurück, indem Sie die Drehgeschwindigkeit reduzieren, die Hände wieder gerade stellen und sanft landen. Führen Sie die Hände zusammen und genießen Sie die neu gewonnene Leichtigkeit und Sorgenfreiheit.

Werden Sie so lebendig wie quirlendes Wasser

Der Kreisel ist eine ganz natürliche Bewegung, die bei spielenden Kindern immer wieder beobachtet werden kann. Jedes Kind, das sich Natürlichkeit bewahrt hat, beginnt dann zu tanzen und sich um seine eigene Achse zu drehen, wenn es sich über irgend etwas freut. Es kann dann einfach nicht mehr anders, als sich aus lauter Übermut im Kreis zu drehen. Auch wir Erwachsenen haben uns etwas von dieser überschäumenden Lebensfreude bewahrt. Wenn wir jemanden besonders herzlich begrüßen wollen, dann schließen wir ihn in die Arme, heben ihn leicht hoch und drehen uns einmal um die eigene Achse.

Auch die Natur kennt dieses unbeschwert-lockere Kreisen. In einem natürlichen Wasserlauf fließt das Wasser über Steine, durch natürliche Verengungen und streicht um Hindernisse herum am Ufer entlang. An all diesen Stellen fließt das Wasser nicht etwa glatt weiter, sondern quirlt und kreist. Es dreht sich, schlägt Purzelbäume, gluckst und plätschert. Bei all diesem Tun nimmt es Sauerstoff auf. Das ist die Art, wie sich Wasser mit Energie versorgt. Das tun auch die »Tibeter« mit dem Kreisel.

Der Kreisel ist eine wunderbare Übung, um Kraft, Lebenslust, Leichtigkeit und Freude ins Leben aufzunehmen. Er schafft das positive Umfeld, auf dem die übrigen »Tibeter« sich erst richtig entfalten können. Er schafft die sehr wünschenswerte positive Grundeinstellung, mit der Ihnen im Leben alles etwas leichter fällt.

Wie die Affirmationen funktionieren

«Wir kommen jetzt zu den Affirmationen, richtig?» fragt Iris. «Das hat mich immer schon interessiert. In vielen Büchern steht, man soll während der Übungen Affirmationen denken. Ich habe es versucht, aber es gelingt mir nicht. Ich muß mich doch auf die Bewegungen konzentrieren und zählen. Und den Atem kontrollieren. Ich weiß nicht, wie ich da in Ruhe positive Gedanken denken könnte.»

«Affirmationen sind ohnehin nur etwas für Yogis», meint Kai.

«Nein», widerspreche ich, «Affirmationen sind für jedermann. Das werden wir gleich sehen.» Ich mache eine Pause und wende mich an Iris: «Ich verstehe allerdings gut, wenn Sie Schwierigkeiten haben, sich während des körperlichen Trainings auf positive Gedanken zu konzentrieren, vor allem, wenn Sie die Wiederholungen mitzählen.»

«Wie und wann führe ich also meine Affirmationen aus?» fragt Iris noch einmal.

«Wenn Sie zusammen mit einem Partner üben», antworte ich ihr, «dann können Sie mit ihm vereinbaren, daß er zählt. So sind Sie ganz frei, tief in Ihre Gedanken zu versinken. Meine Frau macht das seit Jahren so. Ich habe immer brav gezählt, bis sie eines Tages sagte: ‹Heute hatte ich eine schöne Vision.› Da habe ich zum ersten Mal bemerkt, daß sie in positive Gedanken versinkt und sich einfach darauf verläßt, daß ich zur nächsten Figur übergehe, wenn die 21 Repetitionen erreicht sind.»

«Und wenn ich keinen Partner habe?»

«Dann bleiben die Entspannungshaltungen für meditative Gedanken.»

«Aber das kann doch eigentlich nicht der Sinn sein», insistiert Iris. «An Wochentagen habe ich einfach keine Zeit für lange Meditationen. Da möchte ich meine ›Tibeter‹ in zehn bis fünfzehn Minuten durchführen. Soll ich aufhören zu zählen und die Wiederholungen nach Gefühl machen?»

«Das ist eine Möglichkeit, die allerdings auch eine gewisse Unsicherheit hinterläßt, denn das Gefühl kann trügen», antworte ich und fahre fort: «Ich bin eher dafür, daß man die Repetitionen wirklich durchzählt. Um die Affirmationen trotzdem auszuführen, verwende ich Kurzsätze.»

«Was meinen Sie damit?» fragt Iris.

«Am einfachsten erkläre ich das an einem Beispiel», antworte ich. «Bei jedem Einatmen können Sie beispielsweise denken (oder sagen oder singen): ‹Ich bin kreativ›, und beim Ausatmen kommt dann die Zahl. So lautet Ihr Rhythmus: Ich bin kreativ eins, ich bin kreativ zwei, ich bin kreativ drei, ich bin kreativ vier usw.»

«Und das funktioniert?» fragt Iris.

«Hervorragend», antworte ich ihr. «Sie sprechen zu sich,

während Sie einatmen. So verstärkt sich der positive Gedanke und Sie verlieren ihn nicht, wenn Sie ausatmen, weil dann die Zahl folgt.»

«Es muß also eine ganz kurze, positive Aussage sein. Ein Satz, der so wenig Zeit benötigt, daß er beim Zählen so quasi nebenbei mitläuft?» fragt Iris nach.

«Ja. Das Gewicht liegt aber jetzt nicht mehr auf dem Zählen, sondern auf der Affirmation. Sprechen Sie also den Satz laut beim Einatmen und denken Sie sich die Zahl beim Ausatmen. Beachten Sie außerdem: Wörter wie ‹aber›, ‹nicht› oder ‹kein› dürfen nicht vorkommen, denn wir wollen ja positive Reaktionen auslösen.»

«Warum überhaupt Affirmationen, und wie wirken sie?»

«Affirmationen sind positive Gedanken, die Sie bewußt denken, um persönliche Ziele zu erreichen und negative Gedanken aufzulösen. Sie wirken als Wunsch an das Unterbewußtsein, dessen Aufgabe es ist, alle Ihre Gedanken zu realisieren.»

«Kann ich auch einfach Sätze aus Büchern übernehmen?»

«Affirmationen wirken um so besser, je persönlicher sie sind. Ich kann Ihnen Vorschläge machen, doch Sie sollten sie so formulieren, daß sie auf Ihr Leben passen.»

«Können Kurzsätze mit allen ›Tibetern‹ kombiniert werden?»

«Ja», sage ich und ergänze, «beim Kreisel gibt es ja keine eigentliche Atemführung. Da funktioniert der Kurzsatz nicht so genau, aber bei den ›Tibetern‹ zwei bis fünf sind diese kurzen Affirmationen denkbar ideal.»

«Ich weiß nicht, ob ich das alles während der Übungen schaffe: Affirmationen, zählen, Bewegungsabläufe kontrollieren, atmen.» Iris sieht mich hilfesuchend an.

«Wissen Sie was», schlage ich ihr vor, «versuchen Sie es am

Anfang mit einer einzigen Affirmation, die Sie für alle ›Tibeter‹ verwenden. Sagen Sie einfach bei jeder Figur einundzwanzigmal ‹Ich bin gesund eins, ich bin gesund zwei› usw.
Wenn Sie sich erst einmal daran gewöhnt haben, dann gestalten Sie Ihre Affirmationen individueller.»

Ich bin gesund

Zum Kreisel passen folgende Affirmationen:

Ich bin glücklich
Ich bin frei
Ich bin leicht
Ich freue mich

Mein Kreislauf ist stabil und kräftig
Mein Blutdruck ist normal und kräftig (bei zu niedrigem
Blutdruck)
Mein Blutdruck ist normal und ausgeglichen (bei zu ho-
hem Blutdruck)
Mein Herz schlägt stark und regelmäßig
Ich hole Kraft aus Himmel und Erde
Ich bin verbunden mit Himmel und Erde
Ich tanze mit dir (dem eigenen Ich) in den Himmel hin-
ein
Ich begrüße jeden Tag freudig und freue mich meines
Lebens

Die Kerze vertreibt Ihre Sorgen

Peter lacht laut auf, als ich den Bewegungsablauf der Kerze vorgeführt habe. «Das kommt mir lächerlich einfach vor. Als passionierter Radfahrer bin ich ganz andere Belastungen und viel schnellere Bewegungen gewöhnt.»

Etwas später sehe ich einen nachdenklichen Peter. Er hatte, wie viele andere Menschen auch, keine gerade Kerze mit durchgestreckten Knien geschafft. Als ich in seine Nähe komme, meint er: «Die ›Tibeter‹ sehen so einfach aus, aber sie haben es in sich. Warum kann ich meine Knie nicht durchstrecken?»

Ich antworte mit Gegenfragen: «Wie hoch ist Ihr Sattel eingestellt, und wie weit sind die Pedale Ihres Autos vom Autositz entfernt? Strecken Sie bei all diesen Bewegungen die Knie vollständig?»

«Nein, eigentlich nie», antworte er nachdenklich. «Meinen Sie, daß meine Knie trotz des Radfahrens nicht voll beweglich sind?»

«Die Antwort gibt Ihnen Ihr Körper», sage ich. «Ihre Sehnen sind verhärtet und auch etwas verkürzt, sonst könnten Sie die Knie vollständig strecken.»

«Was kann ich tun, damit meine Knie ihre Geschmeidigkeit wieder erlangen?» fragt er weiter.

«Es sind nicht nur die Knie, es sind auch die Fußgelenke. Die Kerze und der Berg arbeiten intensiv an diesem Problem. Üben sie diese beiden Figuren ausgiebig.»

«Soll ich das Radfahren aufgeben?»

«Nein, keineswegs. Ich bin weder gegen das Radfahren noch gegen irgendeine andere Sportart. Wir müssen nur erkennen, daß viele Sportarten gewisse Gelenke über- und andere Gelenke unterfordern. Auch aus diesem Grunde liebe ich die ›Tibeter‹. Sie sprechen alle Muskelpartien gezielt und auf natürliche Weise an.»

Straffe Bauchmuskeln gefällig?

Der Bewegungsablauf der Kerze kann auf vielfältige Art und Weise vertieft und ausgebaut werden. An vorderster Front steht die Atmung. Atmen Sie bewußt in den Bauch. Das bedarf einiger Übung und Anstrengung, denn der Bauchraum wird durch die Beinbewegung eingeengt. Die Anstrengung lohnt sich aber, denn das tiefe vollständige Einatmen gegen die Anspannung ist ein wirkungsvolles Bauchtraining. Machen Sie sich auf den Weg zum straffen, flachen Bauch.

Achten Sie auf das Ausatmen. Nicht nur die Bauchdecke fällt in sich zusammen, auch der Brustkorb senkt sich. Die Rippen, die sich beim Einatmen ausgedehnt haben, kehren jetzt automatisch in ihre Ruheposition zurück.

Als nächstes beobachten Sie Ihre Füße. Wahrscheinlich haben Sie die Füße und Zehen beim Hochheben der Beine bisher gestreckt. So können Sie die Knie leichter durchgestreckt halten. Wenn Sie jetzt die Füße am Boden rechtwinklig anwinkeln und die Beine mit dieser Fußstellung hochheben, fühlen Sie ein verstärktes Ziehen in den Sehnen. Ihre Sehnen und Muskeln werden geschmeidiger und beweglicher.

Eine weitere Variante ist das bewußt langsame bis sehr gedehnte Ausatmen, verbunden mit einem ebenso langsamen Absenken der Beine. Versuchen Sie es: Senken Sie die Beine millimeterweise über Minuten. Sie werden feststellen, daß die Kerze auf diese Weise zum Fitnesstraining wird. Je tiefer die Beine sinken, um so größer wird die benötigte Muskelkraft.

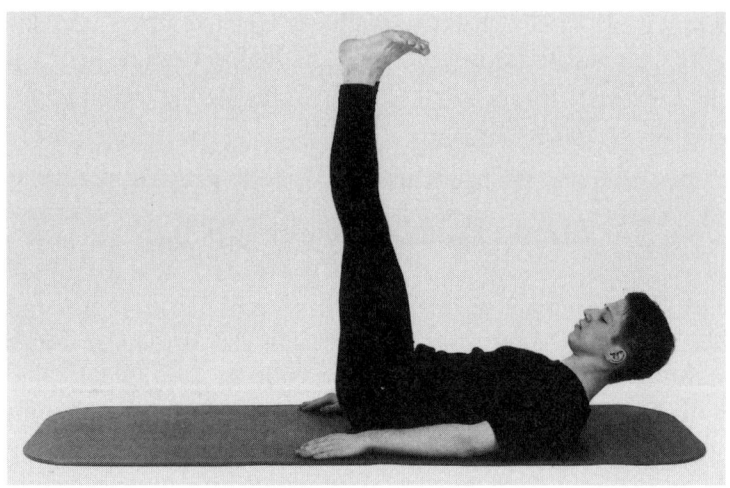

Die Kerze mit angewinkelten Zehen

Wenn Sie den zweiten »Tibeter« so anwenden, werden Sie Ihren Körper rascher und vertiefter kennenlernen. Er wird Ihnen, möglicherweise auch durch Muskelkater, zeigen, wo Ihre Schwachstellen sind.

Die Wirkungen der Kerze können noch weiter ausgebaut werden, wenn Sie mit Gewichten experimentieren. Doch Vorsicht: Solche Varianten gehen in Richtung Leistungssport und sind absoluten Profis mit kerngesundem Rücken vorbehalten. Vergessen Sie bitte nicht, die wichtigste Voraussetzung für das Gelingen dieser Figur ist eine gerade Wirbelsäule, die vollflächig von der Schulter bis zur Hüfte auf der Unterlage aufliegt. Es soll sich weder ein Hohlkreuz noch ein Rundrücken bilden, auch dann nicht, wenn Sie diese Übung, wie hier vorgeschlagen, intensiver trainieren.

So werden Sie Ihre Sorgen los

Sie können Ihren Körper mit der Kerze richtig fordern und intensiv mit Beinen, Bauch- und Rückenmuskulatur arbeiten. Das ist oft auch notwendig, denn Immobilisationen und Verkrampfungen können sehr hartnäckig sein. Statistisch gesehen leiden über neunzig Prozent aller Menschen an Verstopfung. Sie ist das Endprodukt einer schlecht funktionierenden Verdauung und läßt zudem oft auf ein schwaches vegetatives Nervensystem schließen. Finanzielle Probleme, Furcht, Habsucht, Ärger, Eifersucht, Streß und Sorgen verkrampfen und verknoten unsere Organe im Unterleib einschließlich der Geschlechtsorgane so nachhaltig, daß sie nicht mehr normal funktionieren. Die Bewegungen der Kerze schaffen hier Ordnung. Durch das Anheben und Senken der Beine werden die Bauchmuskeln zur Anspannung und Lockerung gezwungen. Je intensiver Sie den zweiten »Tibeter« üben, um so nachhaltiger lösen sich die Sorgen auf.

Die Bewegungen der Kerze helfen zudem bei Krankheiten, die mit den Beinen und Füßen zusammenhängen, zum Beispiel angeschwollene Knöchel, Krampfadern oder kalte Füße. Durch das Anheben der Beine wird der Rückfluß des Blutes erleichtert, und die Bewegung der Waden- und Oberschenkelmuskulatur fördert generell die Durchblutung.

Ich bin sorgenfrei und freue mich meines Lebens

Zur Kerze passen die folgenden Affirmationen:

Ich bin gesund
Ich bin sorgenfrei
Ich verdaue gut
Ich bin potent/liebesfähig

Ich verdaue gut und wirksam
Ich nutze meine Nahrung optimal
Ich habe gute, starke Nerven
Verdauung und Ausscheidung funktionieren optimal
Ich bin sorgenfrei und freue mich meines Lebens
Ich bin geborgen und lebe ohne Angst

Der Halbmond erweitert den Horizont

Herr Winters ist Generaldirektor einer bedeutenden Gesellschaft. Von Zeit zu Zeit wünscht er meine Unterstützung bei seinem »Tibeter«-Training. Er benutzt solche Anlässe, um Probleme zu klären oder wichtige Entscheidungen vorzubereiten. Für ihn sind es höchst produktive, kreative Momente. Vor allem den Halbmond üben wir bei solchen Treffen intensiv: Bei offenem Fenster und gegen die Sonne gerichtet dehnen wir den Oberkörper und machen auf diese Weise Platz für neue Gedanken.

Sie können die Bewegungen des dritten »Tibeters« in zwei Richtungen ausbauen: durch Muskelarbeit im Bein- und Beckenbereich einerseits und durch Stretchen im Oberkörperbereich andererseits.

Die Astronautenübung

Bauen Sie zu Beginn der Bewegung die Muskelanspannung von den Zehen weg über die Waden, die Oberschenkel und das Gesäß auf. Damit erreichen Sie eine gute Durchblutung der Beine und des Pos. Ein Umstand, der all jenen Menschen zugute kommt, die eine schlaffe Bindegewebestruktur haben, zu Krampfadern neigen oder unter Fußschweiß leiden. Selbstverständlich kann damit auch allen anderen Leiden der unteren Extremitäten entgegengewirkt werden, so etwa kalten Füßen, schweren Beinen, Wasseransammlungen und verkrampften oder schmerzhaften Waden.

«Was verstehen Sie unter Muskelanspannung?» fragt mich

Jens. «Schließlich heben wir hier keine Lasten. Wozu also soll ich die Muskeln anspannen?»

«Die NASA hat spezielle Trainingsprogramme für Astronauten entwickelt, die ja ohne Bewegung lange Zeit in ihrer Kapsel angegurtet sitzen müssen und möglicherweise keine Kraft mehr haben, um auszusteigen. Diese Befürchtung ist nicht unbegründet, denn Muskeln, die wir nicht bewegen, bauen rasch ab.»

«Was hat das mit den »Tibetern« zu tun?» fragt Jens ungeduldig.

«Bei dem NASA-Programm werden die Muskeln systematisch bewegt, ohne daß die Muskelkraft in Fortbewegung oder eine andere Leistung umgesetzt wird. Die Astronauten bleiben angegurtet und üben in diesem Zustand ihre Muskeln.»

«Sie meinen, es sei nicht notwendig, zu joggen oder Tennis zu spielen, um die Muskeln zu bewegen?»

«Ja, richtig», bestätige ich. «Wichtig ist allein die Muskelbewegung, d. h. das Anspannen und Entspannen. Ob wir dabei aufstehen oder uns hinlegen, radfahren oder Ski laufen, ist nebensächlich. Jede ›Tibeter‹-Übung ist reine Muskelbewegung mit einem Minimum an Körperbewegung. Aus den Forschungen der NASA haben sich Fitness- und Muskelprogramme entwickelt, die unter dem Oberbegriff Isometrik bekannt wurden. In diesem Sinne können die ›Tibeter‹ heute auch als isometrische Übungen bezeichnet werden. Beim Halbmond können speziell die Muskeln von der Hüfte an abwärts, bei der Brücke und dem Berg generell alle Muskeln des ganzen Körpers gezielt durchgearbeitet werden.»

Trainieren Sie auch die Beckenboden-Muskulatur. Harninkontinenz ist oft die Folge einer ungeübten Muskulatur. Was hindert Sie daran, die Damm-Muskeln kräftig mitanzuspannen, wenn Sie die Pobacken zusammendrücken? Übrigens: Im Yoga ist das Anspannen und Entspannen der Beckenboden-Muskeln eine wichtige Übung, um die Energie über das Rük-kenmark nach oben in das Gehirn zu lenken.

Ein kleiner Liebeszauber

Frauen können den Halbmond mit einem weiteren Ritual verbinden, das einem Liebeszauber gleichkommt. Wie auf fast jedem Gemälde von Rubens zu erkennen ist, haben Frauen zwei kleine «Vertiefungen» links und rechts neben der Wirbel-säule leicht schräg oberhalb des Kreuzes. Laut einiger Yoga-Traditionen sitzen dort zwei Energiepunkte, die Ihnen helfen können, den richtigen Mann und Vater für Ihre noch unge-borenen Kinder auszuwählen. Diese Punkte können durch Streicheln, Wärme und Berührung aktiviert werden. Versu-chen Sie es: Setzen Sie beim Halbmond Ihre Hände seitlich in die Hüfte, legen Sie die Hände und Finger auf Ihre Rückseite, und wärmen oder streicheln Sie diese besonderen Stellen.

Eine Beweglichkeitsübung

Zu den häufigsten Alterserscheinungen gehören Schwellun-gen, Verhärtungen, Wasseransammlungen oder generelle Un-beweglichkeiten in den Fußgelenken. Das Gehen fällt dann besonders schwer. Die Bewegungen des Halbmondes und des fünften »Tibeters« beugen dieser Unbeweglichkeit vor, insbe-sondere durch das Aufstellen der Zehen. Sie können Ihre Fußgelenkbeweglichkeit weiter steigern, indem Sie die »Ti-beter« durch eine ganz einfache Übung ergänzen. Stehen Sie aufrecht, und wippen Sie aus dem Stand auf die Zehen und

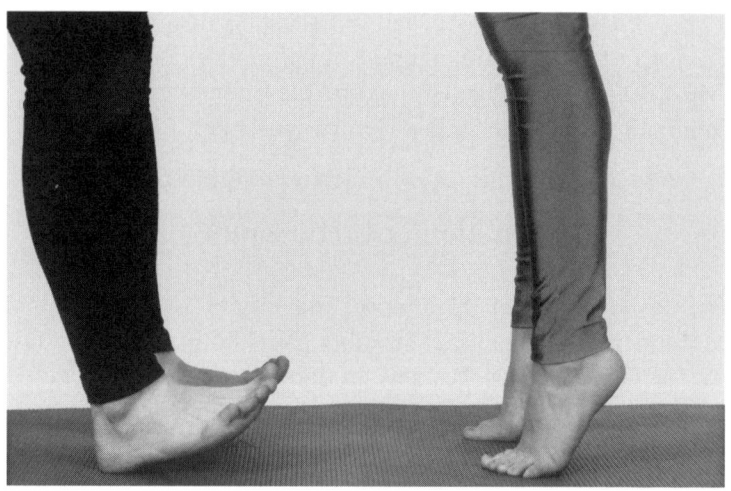

Fersen- und Zehenwippen

auch auf die Fersen. Dieses Wippen können Sie bei jeder Gelegenheit durchführen, zum Beispiel beim Warten an der Bushaltestelle. So treiben Sie sinnvolle Gymnastik, die weder anstrengend noch zeitraubend ist.

Brechen Sie auf zu neuen Ufern

Betrachten wir nun den Oberkörper. Wenn Sie sich daran gewöhnt haben, die Gesäßmuskeln anzuspannen, dann können Sie die Hände lösen und während des Rückwärtsbiegens des Oberkörpers die Arme weit ausbreiten. Damit dehnen Sie den Brustraum. Sie öffnen sich symbolhaft der Welt. Doch Vorsicht beim Üben mit offenen Armen: Das Gewicht der Arme zieht ziemlich stark nach hinten. Überfordern Sie Ihren Rücken nicht.

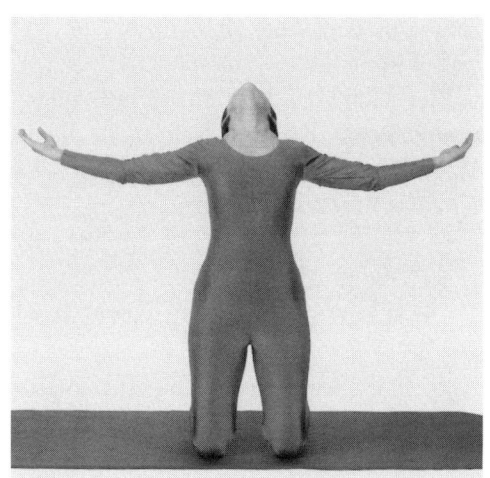

Halbmond mit
ausgebreiteten
Händen

Das Dehnen des Oberkörpers vergrößert den Raum für Herz, Magen und Lunge. So können diese Organe ungehindert arbeiten und ihre normale, volle Funktion ausführen. Allein dadurch verschwinden Beschwerden wie Magenprobleme oder Kreislaufstörungen. Es ist auch eine gute Vorbeugung gegen Herzinfarkte.

Zu den schönsten Wirkungen des Halbmondes gehört das Sichöffnen. Nachdem Sie mit den Bewegungen der Kerze Sorgen und Ärger abgearbeitet haben, sind Sie jetzt frei und offen, etwas Neues in Ihr Leben aufzunehmen. Sie brechen auf zu neuen Ufern, Ihr Horizont erweitert sich. Das Neue, das Sie mit weit geöffnetem Herzen anziehen, ist in erster Linie Liebe, Kraft und Begeisterung. Sie werden offen und bereit für Ihr Leben. Der Halbmond bereitet Sie auf Ihre Aufgabe vor und gibt Ihnen auch gleichzeitig den Mut dazu.

Viele Menschen träumen von Lebensbejahung und Aktivität, zögern aber, den ersten Schritt zu tun. Der Halbmond zeigt uns den Weg: sich öffnen, bewußt das Positive suchen und vorangehen.

Der Halbmond ist ein genußvolles, meditatives Strecken und Dehnen. Kommt darin nicht die Sehnsucht nach tieferen Werten zum Ausdruck? Diese Werte warten auf Sie. Sie müssen sich ihnen nur öffnen.

Ich bin offen, begeistert und lebenstüchtig

Zum Halbmond passen folgende Affirmationen:

Ich bin gesund
Ich bin offen
Ich bin positiv
Ich bin kreativ
Ich bin Liebe

Mein Herz schlägt regelmäßig und kräftig
Ich atme tief, frei und unbeschwert
Mein Magen arbeitet optimal und unbeschwert
Ich bin Offenheit, Liebe, Begeisterung, Wagemut
Ich bin offen für alles Neue und nehme jede Bereicherung meines Lebens gerne an

Die Brücke schafft Ordnung

Eine Hilfestellung

Es ist ein schöner Spätsommertag, noch genügend warm, um unter freiem Himmel zu üben. Paul wählt einen Platz hinter einem Baum, etwas abseits der Gruppe. Da er stark übergewichtig ist, beginnt er rasch zu schwitzen, hält aber bei allen Übungen tapfer mit, bis wir zur Brücke kommen. Er bemüht sich redlich. Man sieht deutlich, daß sich die Leibesmassen bewegen, aber eine schöne Brücke kommt nicht zustande. Ich versuche ihm zu helfen, doch er wehrt ab: «Das hat bei meinem Körpergewicht keinen Sinn. Ich kann es einfach nicht.» «Aber sicher können Sie das», muntere ich ihn auf. «Üben Sie jeden Tag, so gut es geht. Nehmen Sie eine Unterlage unter Ihren Po, und hören Sie auf Ihren Körper.» Er sieht mich zweifelnd an: «Wenn ich das Gesäß unterstütze, dann schummle ich ja.» «Ich würde es nicht schummeln nennen, sondern Unterstützung. Ihre Wirbelsäule muß ein großes Gewicht tragen. Sobald Sie Gewicht verloren haben, lassen Sie die Nothilfe weg.»

Ein gesunder, kräftiger Rücken

Die Brücke eignet sich hervorragend für einen körperlichen Ausbau in Richtung Kraft- oder Fitnesstraining. Ein solcher Ausbau kommt all jenen gelegen, die im Alltag Streß, Belastung und Hektik aushalten müssen.

Wird beim Aufbau der Spannung über die Arm-, Waden-

und Oberschenkelmuskeln, die Gesäßmuskeln (hier inklusive Beckenbodenmuskulatur) und schließlich die Bauch- und Rückenmuskeln wirklich jeder Muskel des ganzen Körpers so hart angespannt, wie es nur geht, dann wird diese Übung zum isometrischen Krafttraining. Üben Sie in langsamen, kräftigen Bewegungen. Achten Sie auf eine vollständige und tiefe Muskelentspannung, wenn Sie den Körper wieder abstellen.

Als Gegensatz dazu kann die Brücke als Schnelligkeits- und Präzisionsübung verwendet werden. Führen Sie die Bewegungen der Brücke so rasch wie möglich durch. Achten Sie dabei auf korrekte Ausführung, Muskelanspannung und Lockerung und tiefe, kräftige Atemzüge.

Die Brücke kann auch als Ausdauertest dienen. Bauen Sie die Brücke auf, halten Sie alle Muskeln hart angespannt, und knicken Sie in den Armgelenken (Ellbogen) leicht ein. Halten Sie diese Stellung während einiger Minuten. Achten Sie darauf, daß der Atem jetzt nicht angehalten wird, sondern in

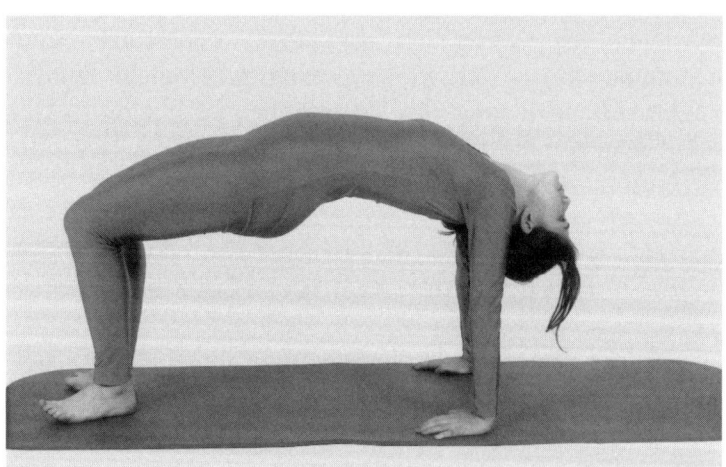

Brücke gesteigert zum Rundbogen, Mund geöffnet

tiefen, regelmäßigen Atemzügen so lange fließt, bis Sie die Brücke mit einem abschließenden tiefen Ausatmen abbauen.

Haben Sie einen kerngesunden Rücken, können Sie mit der Brücke auch bis an Ihre persönliche Grenze gehen. Bauen Sie die Brücke auf und beginnen Sie nun, die Wirbelsäule aus der normalen geraden Position weiter zu biegen – nach oben natürlich. Bilden Sie eine Rundbrücke. Knicken Sie auch hier in den Armgelenken leicht ein und atmen Sie regelmäßig, während Sie die Position halten.

Lernen Sie das Geheimnis wirklicher Schlankheit kennen

Die Brücke verbindet die beiden Bereiche, die im zweiten und dritten »Tibeter« angesprochen worden sind, nämlich Schenkel und Unterleib einerseits und Oberkörper und Hals andererseits. Die Brücke wirkt nochmals intensiv im Bereich Unterleib, Magen und Darm und dehnt danach den Oberkörper groß und weit. Auch der Halsbereich wird angeregt. Damit erzielt diese Übung eine Kombination der bereits genannten Wirkungen und ergänzt sie durch einen weiteren Ausbau der Kraft und Begeisterung.

Die Bewegungen der Brücke schaffen Ordnung im Unterleib und machen so den Weg frei für die Aufnahme von Energie im zentralen Bereich. Sie lösen sowohl körperliche als auch mentale Verkrustungen, befreien uns von Vorurteilen, Trotz und Intoleranz. Die Brücke läßt uns viele Probleme in einem neuen Licht erscheinen. Sie ordnet ungeregelte Verhältnisse, unterbindet Aufbrausen und Unhöflichkeiten. Durch das Lockern im Bauchbereich mit gleichzeitigem Weiten im Brustbereich werden wir körperlich gezwungen, loszulassen und uns neu zu orientieren. Diese Kombination wirkt gut gegen Übergewicht, das ja oft entsteht, weil man die Sorgen ertränkt, Wut in sich hineinfrißt oder sich einen dikken Panzer zulegt. Oder auch einfach deshalb, weil man alles, was man hat, nicht loslassen will oder kann.

Aus dem gleichen Grund bewirkt die Brücke auch eine Neuorientierung. Vorurteile, übernommene Meinungen, überholte Vorstellungen, eingerostete Denkweisen werden in Frage gestellt und gelöst. Sie bietet uns an, Engstirnigkeit, Intoleranz, Parteilichkeit, Unduldsamkeit, Befangenheit und Voreingenommenheit zu überdenken, abzubauen und zu überwinden und durch Ordnung, Selbstbeurteilung, Stärke und insbesondere Liebe zu ersetzen.

Ich bin frei, unbefangen, geduldig

Zur Brücke passen die folgenden Affirmationen:

Ich bin gesund
Ich bin schlank
Ich bin tolerant
Ich bin geduldig
Ich bin Liebe

Mein Rücken ist stark, geschmeidig, leistungsfähig
Alles Unliebsame scheide ich zuverlässig aus
Ich bin fit, schlank, beweglich und locker
Ich bin frei, unbefangen, geduldig

Der Berg öffnet Herz und Verstand

Meine Hausärztin wohnt nur einen Block von unserer Wohnung entfernt. Sie interessiert sich sehr für meine Arbeit. Das erste Mal, als wir auf die »Tibeter« zu sprechen kommen, erzählt sie von ihrer Schwägerin: «Sie macht die ›Tibeter‹ in einem affenartigen Tempo. Am Schluß buckelt und duckt sie sich mindestens so gelenkig wie eine Katze. Mir wird schwindlig allein vom Zusehen. Als Ärztin muß ich allerdings sagen: Ein solches Üben kann nicht gesund sein!»

«Ihre Schwägerin übertreibt vielleicht», antworte ich ihr, «aber Sie sagen selbst, daß sie gelenkig ist wie eine Katze. Was kann daran falsch oder ungesund sein?»

Seit diesem Gespräch liegen Unterlagen meiner Seminare im Wartezimmer der Arztpraxis.

Werden Sie geschmeidig wie eine Katze

Beim Berg halten Sie Ihren Körper auf den Händen und mit durchgestreckten Knien auf den Zehen. Versuchen Sie nun beim Aufbauen des Berges die Fußsohlen und Fersen abzusenken, bis Sie nicht mehr auf den Zehen, sondern vollflächig auf den Füßen stehen. Sie werden dadurch geschmeidiger und gelenkiger.

Wie bei der Brücke können auch die Bewegungen des Berges in vielen Variationen ausgebaut werden, sei es als isometrisches Muskeltraining, als Konditionstraining oder als Ausdauerhaltung. Wenn Sie die Bergposition als Stellung einhalten, dann gehen Sie so vor wie bei der Brücke: Knicken Sie

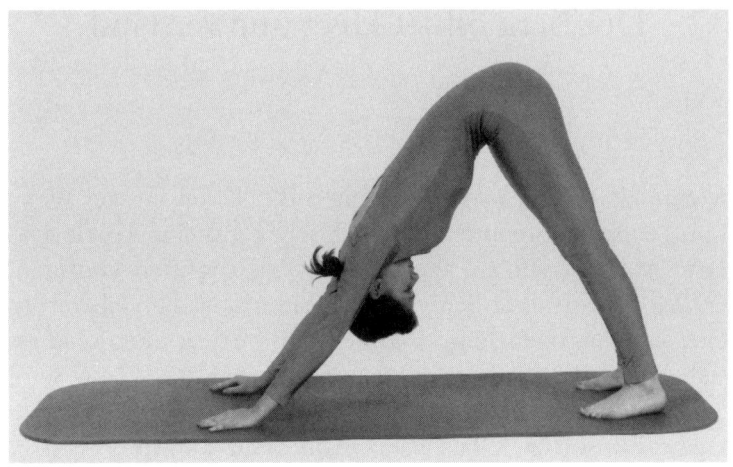

Schöner spitzer Berg mit abgestellten Füßen

leicht in den Armgelenken ein und atmen Sie in gleichmäßigen Atemzügen weiter.

Der Berg schärft Ihren Verstand

Was wir beim vierten »Tibeter« durch langsame Körperbewegungen von den Füßen über den Unterleib bis zum Oberkörper aufgearbeitet haben, erfolgt beim Berg in viel schnelle-
ren Bewegungen und zudem in umgekehrter Reihenfolge.
Hier wird zuerst gedehnt, und danach wird der Magen-
Darmbereich bewegt. Auffallend ist zudem, daß abwechs-
lungsweise der Kopf und der Rumpf die höchste Position
einnehmen. Damit wird symbolhaft dargestellt, daß wir Menschen erdgebunden, aber gleichzeitig auch mit dem Himmel
verbunden sind. Der Berg arbeitet an allen Körperstellen, von
den Beinen über den Unterleib zum Brustraum, Kehlkopf

und zum Kopf selbst. Die Bewegungen des Berges stimulieren die Stirn und die Nebenhöhlen.

Der Berg öffnet die Gedankenwelt, schärft den Verstand und läutert die Stimmung. So arbeitet auch der Berg hin zu einer grundsätzlich positiven Lebenseinstellung. Er schlägt damit die Brücke zum ersten »Tibeter«, der mit seiner Leichtigkeit und Fröhlichkeit ebenfalls auf genau dieses Ziel hinarbeitet. Das ist auch der Grund dafür, daß der erste »Tibeter« sowohl am Anfang als auch am Schluß ausgeführt werden kann.

Ich lebe weise und im Vertrauen auf meine inneren Kräfte

Zum Berg passen die folgenden Affirmationen:

Ich bin gesund
Ich bin geschmeidig
Ich bin fit
Ich bin weise
Ich bin kreativ
Ich bin klug

Ich bin gelenkig und geschmeidig wie eine Katze
Ich bin gesund, fit und leistungsfähig wie ein Jugendlicher
Ich arbeite konzentriert und schaffe alle Pendenzen
Ich habe einen klaren Kopf, einen scharfen Verstand und viel Gefühl
Probleme löse ich mit Phantasie, Kreativität und viel Intuition
Weisheit, Intuition, Verständnis und tiefe Erkenntnis sind meine ständigen Begleiter

Die vertieften Wirkungen auf einen Blick

Nr.	Name	Wirkung
1	Kreisel	Löst Kreislaufprobleme. Befreit den Körper von Erdenschwere und reinigt die Gedanken. Fördert Freude, Leichtigkeit, Sorgenfreiheit, Glück. Bereitet eine grundsätzlich positive Lebenseinstellung vor.
2	Kerze	Fördert Verdauung und Ausscheidung. Löst Verkrampfungen und aktiviert das vegetative Nervensystem. Reinigt auf der körperlichen und geistigen Ebene. Löst Sorgen, Angst und Nöte. Hilft alte und überholte Ansichten und Denkmuster loszulassen.
3	Halbmond	Beugt Herzinfarkten vor. Läßt Herz, Lunge und Magen optimal arbeiten. Schafft Offenheit und Platz für neue und positive Gedanken. Bereitet den Boden vor für Liebe, Kraft, Begeisterung und Wagemut.
4	Brücke	Löst Rückenprobleme. Wirkt als Schlankheitskur. Löst Verkrustungen im körperlichen und im mentalen Bereich. Korrigiert Vorurteile. Löst unser Verharren in vorgefaßten oder überlieferten, längst überholten Ressentiments. Leitet uns an, Engstirnigkeit, Intoleranz, Parteilichkeit, Unduldsamkeit, Befangenheit und Voreingenommenheit zu überdenken, zu überwinden und sie durch Ordnung, klare Selbsteinschätzung, Stärke und Liebe zu ersetzen.

Nr.	Name	Wirkung
5	Berg	Löst Kreislaufprobleme. Bewirkt Geschmeidigkeit und Eleganz. Verbindet Verstand und Herz. Vertreibt Negatives. Leitet uns an, Arroganz, Borniertheit und Jähzorn abzulegen. Wirkt gegen Zerstreutheit und geistigen Zwang.
6	Körperbeben	Ein Notvorrat an zusätzlicher Energie, der bei Bedarf abgerufen werden kann. Bewirkt einen klaren Kopf und einen regen Verstand.

Entspannungsanleitung 2: Das Ährenfeld

Unser Alltag ist oft so stark von Hektik und Betriebsamkeit geprägt, daß wir gar nicht mehr bemerken, wie angespannt unsere Muskeln sind und welche Höchstleistungen unsere Organe erbringen müssen. Das regelmäßige Üben der Fünf »Tibeter« verschafft uns zwar einen guten Ausgleich. Ein zusätzliches, tiefes Entspannen kann jedoch nicht schaden. Genießen Sie deshalb eine weitere kurze Entspannungspause mit dem folgenden Sommerbild. Sprechen Sie den Text auf ein Band. Legen Sie sich hin, entspannen Sie sich, dunkeln Sie den Raum ab, und achten Sie auf absolute Ruhe und Ungestörtheit:

«Ich liege ruhig und entspannt auf dem Rücken. Ich fühle meine Arme, meinen Rücken, meine Beine und entspanne bewußt alle Muskeln, Sehnen und Bänder. Ich fühle den Kopf, die Zähne, Augen, Stirn. Den Nacken und die Schultern, den Rücken und den Bauch. Meine Hüfte liegt flach und breit und ist entspannt.

Ich schließe meine Augen und konzentriere mich auf die Nasenspitze.

Ich atme ruhig und gleichmäßig. Ich atme tief und ruhig in den Bauch.

Es ist Sonntagnachmittag. Ich habe eine anstrengende Arbeitswoche hinter mir. Endlich habe ich alle Pflichten erfüllt und alle Aufgaben erledigt. Jetzt habe ich frei. Ich freue mich und atme tief durch.

Es ist Sonntag, ein schöner und warmer Tag, gerade richtig, um eine Decke zu nehmen und sich auf eine Wiese zu legen.

Es ist ruhig. Nur die Stimmen der Natur sind zu hören. Die Sonne wärmt mich angenehm, die Bienen summen. Ich bin vollkommen entspannt und ruhig. Alle meine Gedanken richte ich bewußt auf Sonne, Ruhe und Erholung.

Ich genieße diesen freien, warmen Tag. Ich atme tief durch und entspanne mich. Die Sonne wärmt meinen Körper. Ich denke heute bewußt positiv. Ich spüre Sonne und Wärme. Ich fühle mich wohl, geborgen, durchwärmt, durchstrahlt von Licht und Leben. Die Alltagssorgen sind weg, weit weg. Ich bin frei, unbeschwert, entspannt, warm, wohlig und geborgen.

Ich atme weiter ruhig, tief und regelmäßig in den Bauch.

Ein lindes, angenehmes Lüftchen umweht meinen Körper. Der Wind streichelt mein Haar, er streichelt meine Arme, meinen Körper, meine Beine. Der Wind trägt meine Alltagssorgen weit, weit weg. Er zerstreut sie gründlich. Ich denke positiv, bin fröhlich und frohgemut.

Ich bin ganz entspannt und genieße diesen freien, sonnigen, warmen Tag.

Ich liege in der Nähe eines Ährenfeldes. Die Ähren sind goldgelb. Der Wind streichelt das ganze Ährenfeld. Sie wiegen sich langsam und sanft im Wind. Es ist ein majestätisches, ruhiges Bild.

Ich spüre den Wind auf meiner Haut. Er erfaßt meinen Körper ganz sanft und hebt ihn an, bettet ihn sanft auf das Ährenfeld. Der Wind hebt und trägt mich. Mein Körper spürt das sanfte Wogen der Ähren. Der Rücken, die Beine und die Arme nehmen die ruhigen, wogenden Bewegungen auf und passen sich an. Ich bin vollständig entspannt, alle meine Muskeln sind locker und bewegen sich ruhig und geschmeidig im Rhythmus der Wogen. Welle auf Welle durchzieht meinen Körper und entspannt alle meine Muskeln, Gelenke, Sehnen und Bänder. Eine weiche Welle kommt auf mich zu. Ich freue mich auf diese entspannende, ruhige Bewegung. Sie erfaßt meinen Kopf, meinen Nacken, den ganzen Rücken, die Hüfte, die Oberschenkel, die Waden und die Füße.

Ich atme weiter ruhig und tief in den Bauch und bin ganz positiv gestimmt. Diese Stimmung überträgt sich auf den ganzen Körper.

Ich spüre den Wind, er erfaßt meinen Körper und trägt ihn ganz langsam und sanft zurück auf meine Decke. Ich genieße den Bodenkontakt. Ich ruhe völlig entspannt und schwer auf dem Boden. Ich genieße nochmals in Gedanken die ruhigen Wellen und Wogen, genieße noch einmal den freien, sonnigen Tag. Ich empfinde eine tiefe Ruhe und Freude. Ich nehme diese Freude mit und übertrage sie auf den heutigen Tag.

Langsam kehre ich zurück. Ich dehne langsam und vorsichtig meine Arme und meine Beine. Ich strecke und dehne meinen Körper. Ich öffne meine Augen.»

Teil 3

Weitere Varianten für Ihre erfolgreiche »Tibeter«-Praxis

Im Geist üben

Zufällig treffe ich Fausto, einen ehemaligen Seminarteilnehmern, und frage ihn, wie es ihm geht. Er antwortet: «Um ehrlich zu sein: schlecht.»

Erschrocken frage ich ihn nach dem Grund, und er beginnt zu erzählen. «Ich bin zwar nicht mehr der Jüngste. Aber durch die ›Tibeter‹ hatte ich so viel an Beweglichkeit gewonnen, daß ich Lust auf meine alte Leidenschaft, das Fußballspielen, bekam. Ich trainierte, und alles lief gut. Auch im Spiel machte ich eine gute Figur. Bis mich Borowitsch anrempelte. Ich fiel sehr unglücklich, brach mir zwei Rippen und ein Bein. So war ich jetzt lange Zeit im Gips und konnte die ›Tibeter‹ nicht ausführen. Ich arbeite zwar wieder, aber ich fühle mich wirklich schlecht. Ich kann mich nicht mehr konzentrieren, bin nervös und rege mich oft auf. Meine Frau sagte erst gestern zu mir: ‹Es wird langsam Zeit, daß du wieder mit dem Training der Fünf ›Tibeter‹ beginnst. Du bist unausstehlich. Ich halte deine Launen nicht mehr aus.›» Resigniert hebt er die Schultern und sieht mich an.

Ich sage ihm: «Fausto, hättest du mich doch angerufen. Es gibt so viele Möglichkeiten, die ›Tibeter‹ zu üben, einige davon auch ohne intensive Körperbewegungen. Ich bin sicher, die eine oder andere Methode hättest du anwenden können.»

«Um ganz ehrlich zu sein, mein Körper tut mir immer noch weh. Ich hätte zwar jetzt mit den normalen Übungen wieder begonnen, weil unser Ehesegen tatsächlich schiefhängt. Ich will mich auch keineswegs um das normale Training drücken, aber nun wäre ich doch für eine Alternative sehr dankbar.»

Ich klopfe ihm auf die Schulter und sage: «Übe mental. Schließe die Augen und stelle dir jede ›Tibeter‹-Bewegung so intensiv wie möglich vor. Führe jede Figur in Gedanken einundzwanzigmal aus, und atme dazu in deinem normalen Rhythmus.»

Die »Tibeter« sind wie ein großer, wunderschöner Park. Jedes Mal, wenn wir darin spazieren, entdecken wir neue, bisher noch unbekannte Pflanzen. So nehmen wir bei jedem Besuch wertvolle, tiefe und bewegende Erkenntnisse mit nach Hause.

Der sechste »Tibeter«: Holen Sie Energie von Ihrem Vorrat im Keller

«Wir kommen jetzt zum sechsten ›Tibeter‹», sage ich und wende mich direkt an Urs, der sich im Laufe des Seminars negativ zu dieser Übung geäußert hatte. «Sie sagten, Sie würden diese Übung nicht ausführen. Liegt es daran, daß Sie Schwierigkeiten damit haben?» frage ich ihn.

«Ja», antwortet er und zögert. Ich vermute, daß es noch andere Gründe gibt, und warte. Schließlich fährt er fort: «Der sechste ›Tibeter‹ ist anspruchsvoll. Er setzt Beweglichkeit und Atembeherrschung voraus.»

«Ja, das stimmt, aber das kann man lernen», antworte ich ihm. «Die anderen Figuren haben wir ja auch eingeübt. Was also spricht noch gegen den sechsten ›Tibeter‹?» Urs zögert und sagt schließlich: «Ich habe gehört, er zerstöre die Potenz.»

Ich blicke in die Runde. Einige nicken und murmeln zustimmend.

«Offenbar sind wir bei einem heiklen Thema angelangt», sage ich. «Da dem so ist, haben wir jetzt zwei Möglichkeiten. Wir können das Thema sofort vergessen und so tun, als gäbe es den sechsten ›Tibeter‹ überhaupt nicht, oder wir können ganz offen darüber sprechen.»

Potenzprobleme?

«Keine zehn Pferde bringen mich dazu, den sechsten ›Tibeter‹ auszuführen», ruft Luigi energisch in die Runde. «Ich bin doch nicht so dumm und verschenke freiwillig, was mir Freude macht. Der sechste ›Tibeter‹ mag gut sein für Mönche, aber ich mache ihn nicht. Ich will mir meine Manneskraft erhalten.»

«Wenn ich das richtig verstanden habe, dann fürchten Sie, Ihre männliche Potenz oder zumindest die sexuelle Lust zu verlieren, wenn Sie den sechsten ›Tibeter‹ ausführen würden?»

«Ja, genau», antwortet er.

«Ich weiß zwar nicht, woher dieser Glaube oder dieses Gerücht kommt, aber es scheint sehr weit verbreitet zu sein und sich hartnäckig zu halten.» Ich warte, bis es ruhig ist, und fahre fort: «Ich selbst wende den sechsten ›Tibeter‹ öfter mal an.» Die meisten Teilnehmer sehen mich entgeistert an. Da niemand die offenbar heikle Frage zu stellen wagt, beantworte ich sie von mir aus: «Ich habe trotzdem ein erfülltes Sexualleben.» Die Teilnehmer sind immer noch sehr skeptisch, deshalb beginne ich zu erklären:

«Unsere Zivilisation ist durch zwei Dinge geprägt. Einerseits sind wir sehr kopflastig: Wir sind Verstandesmenschen und vertrauen auf unsere Logik. Andererseits ist Sex das Reizwort schlechthin. Keine Werbung, kein Fernsehprogramm, keine Zeitschrift, die dieses Thema nicht ausführlich darstellen. Wir haben also einerseits einen Schwerpunkt im Kopf und andererseits einen im Unterleib. Das Problem dabei ist, daß in diesen beiden Zentren Übergewichte bestehen und daß sie voneinander getrennt sind wie zwei unterschiedliche Welten: Hier Beruf, dort Privatvergnügen; hier Verstand, dort Lust. So zerreißen wir die Einheit Mensch.» Ich mache eine kleine Pause und sehe in die Runde. Die Gruppe lauscht gespannt.

«Natürlich sind die Sexualkraft und das sexuelle Verlangen nicht bei jedem Menschen gleich ausgeprägt. Sie können von Tag zu Tag unterschiedlich sein. Wir verspüren ja auch nicht jeden Tag gleich viel Hunger oder Durst. Aber als Grundregel gilt: Die Natur ist verschwenderisch, wenn es um die Fortpflanzung geht. Wir haben in aller Regel ein Übermaß an sexueller Kraft. Da», und damit weise ich auf den Unterleib, «ist ein großer Energieüberschuß vorhanden, der weitgehend ungenutzt bleibt. Ich nutze diese Energie relativ häufig, und zwar zusätzlich zu den übrigen Fünf ›Tibetern‹.»

«Wie wenden Sie den sechsten ›Tibeter‹ denn konkret an?» will Urs jetzt wissen.

«Unabhängig von den übrigen Fünf ›Tibetern‹. Sie wissen ja, daß ich mein normales ›Tibeter‹-Programm am Morgen durchführe. Den sechsten ›Tibeter‹ mache ich beispielsweise am Mittag oder am Nachmittag und schöpfe damit Kraft für den Rest des Tages. Ich kombiniere den sechsten oft mit dem Kreisel.»

«Können Sie die Kraft des sechsten ›Tibeters‹ spüren?» fragt mich Urs weiter.

«Ja, und zwar in einem Ausmaß und einer Intensität wie bei keinem anderen ›Tibeter‹», antworte ich ihm. «Es ist ein Gefühl, als ob sich ein kleines Erdbeben vom Bauch über das Herz, den Hals, die Stirn und tief in den Kopf hinein ausbreiten würde.»

Für die Mönche galten vermutlich die Regeln der Enthaltsamkeit. Für sie war dieser Lebensstil die Norm. Wird enthaltsam gelebt, kann keine Aussage darüber gemacht werden, ob und inwieweit das Praktizieren des sechsten »Tibeters« das Sexualleben beeinflußt.

Unsere Zeit hat sich von vielen überlieferten Tabus und Vorschriften befreit. Für uns gehört ein ausgeglichenes Sexualleben zur Normalität. Die »Tibeter« harmonisieren unsere körperlichen, seelischen und geistigen Abläufe – so auch unser Sexualleben. Das bezeugen viele »Tibeter«-Anwender immer wieder. Weder wird die Lust eingeschränkt noch die

Sexualkraft verringert, denn alles, was mit Fortpflanzung zu tun hat, wird von der Natur stets in verschwenderischer Fülle produziert. Die Anwendung des sechsten »Tibeters« wirkt deshalb letztlich so wie jedes andere Üben auch: Es stärkt, verjüngt und erfrischt. Keine Spur von Einschränkung oder Verlust – ganz im Gegenteil.

Bringen Sie Ihren Körper zum Beben

Stehen Sie aufrecht mit hüftbreit parallel ausgerichteten Füßen. Atmen Sie kräftig aus, beugen Sie den Oberkörper vor, bis er parallel zum Boden ist, also in der Hüfte einen rechten Winkel bildet. Stützen Sie sich dabei mit den Händen auf den Knien ab. Pressen Sie den letzten Rest Luft aus Ihren Lungen. Richten Sie sich in die aufrechte Position auf, ohne dabei einzuatmen. Stützen Sie Ihre Hände auf die Hüften, und drücken Sie sie nach unten. Das bewirkt ein Anheben der Schultern. Gleichzeitig ziehen Sie Ihre Bauchdecke verstärkt ein, lösen sie etwas und ziehen sie wieder ein. Harren Sie weiter in der Atemleere aus, und pressen Sie durch Bauchbewegungen Energie vom Unterleib durch den Brustraum über den Kehlkopf bis in den Kopf. Unterstützen Sie diesen Transport durch stärker werdende Bauchbewegungen, die sich wie Wellen durch den Brustraum fortsetzen. Führen Sie diese Bewegungen so lange aus, wie Sie die Atemnot ertragen können. Atmen Sie dann tief durch die Nase ein, und lösen Sie Ihre Hände. Lassen Sie die Schultern locker fallen, und beruhigen Sie Ihren Kreislauf durch einige tiefe Atemzüge, wobei Sie durch die Nase einatmen und durch den Mund ausatmen.

Die Aufwärtsbewegungen können noch gefördert werden, indem Sie die Hände nicht auf die Hüfte stützen, sondern die

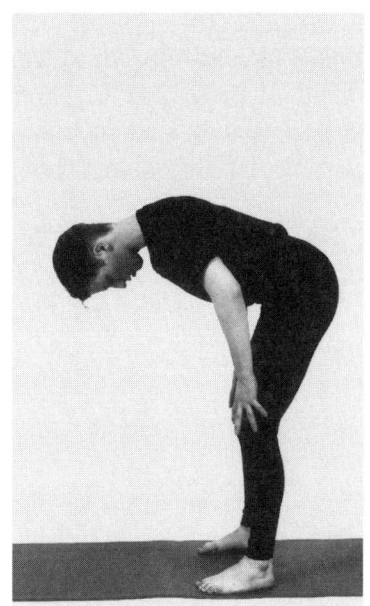 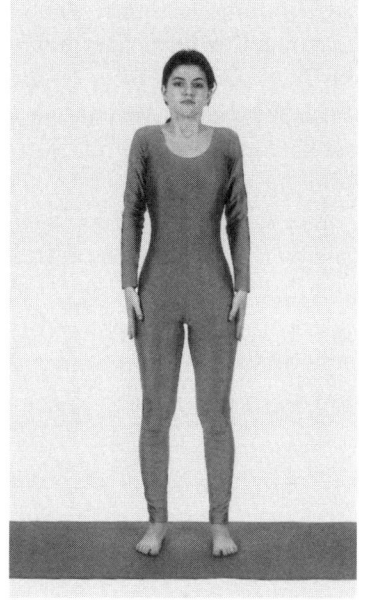

Der sechste »Tibeter«,
Oberkörper gebeugt, Hände
auf Knien, tief ausatmen

Der sechste »Tibeter«, Oberkörper
aufgerichtet, Luftleere anhalten,
Bauchschlackern, leichtes
Hochziehen der Schultern

Wanderbewegungen vom Bauch über den Brustraum mit dem ganzen Körper nachvollziehen.

Das Körperbeben setzt einen gut trainierten Körper voraus, einen Körper, der nicht durch verkrampfte Bauchmuskeln oder einen eingeengten Brustraum behindert wird. Diese sechste Übung sollten Sie also nur dann anwenden, wenn Sie sich Ihre volle Geschmeidigkeit erhalten oder wenn Sie sie durch das Training der übrigen »Tibeter« wieder erlangt haben.

Das Körperbeben wird üblicherweise lediglich drei- bis fünfmal wiederholt. Zwischen den einzelnen Durchgängen

147

sind Atempausen angebracht. Der sechste »Tibeter« kann auch in unregelmäßigen Abständen durchgeführt werden. Er ist wie ein Notvorrat, der bei entsprechendem Bedarf hervorgeholt wird. Wird er so verstanden und angewendet, sind auch Bedenken bezüglich einer Verringerung der sexuellen Freude oder Kraft unbegründet.

Der sechste »Tibeter« bewirkt eine gute Durchblutung des ganzen Körpers, insbesondere auch des Kopfes. Er ist wie eine innerliche Durchspülung und Überflutung der Organe, und zwar vom Bauch über den Brustraum bis zum Kopf. Er eignet sich deshalb auch gut für Menschen, die viel Kopfarbeit leisten.

Summen: Lassen Sie die fleißigen Bienen für sich arbeiten

Seit Beginn des Seminars hat sich Giselle im Hintergrund gehalten. Auch bei den Übungen macht sie nur gerade das Minimum. Obwohl ich mich wundere, lasse ich sie gewähren und hoffe, daß sie ihre Zurückhaltung noch ablegt. Wir machen eine Pause. Ich bin mit meinen Unterlagen beschäftigt und bemerke plötzlich, daß jemand neben mir steht. Ich schaue auf und stehe Giselle gegenüber. Mit einer matten, traurigen Stimme beginnt sie: «Vor einigen Wochen ist mein Mann gestorben.» Ich kondoliere ihr und warte. «Eigentlich wollte ich gar nicht in dieses Seminar kommen, aber meine Freundin hat mich so lange gedrängt, bis ich zugesagt habe. Die Übungen haben mir ganz gut gefallen, und alles, was Sie über die Wirkungen gesagt haben, leuchtet mir ein. Trotzdem: Ich bin einfach so matt, und ich weiß wirklich nicht, ob ich zu Hause die Kraft zum täglichen Training finden werde.»

«Ich kann Sie verstehen», antworte ich ihr. «Wenn ich mich zurückerinnere, wie es war als ich meine Eltern verlor, dann kann ich auch mit Ihnen fühlen.» Ich warte eine Weile und fahre fort: «Obwohl ich fest überzeugt bin, daß Ihnen ein tägliches Training helfen würde, kann ich mir gut vorstellen, daß das Üben in Ihrer Situation viel Kraft verlangt. Ich wollte zwar vor der Pause etwas anderes üben, aber ich denke, ich kann mein Programm umstellen ohne nachteilige Folgen für die anderen Teilnehmer. Wir werden das Summen einüben. Das ist eine Methode, die weniger Kraft als die körperlichen Bewegungen erfordert.» Ich sehe Giselle aufmunternd an, und zum ersten Mal an diesem Tag beginnt sich ein kleines, verstohlenes Lächeln auf ihrem Gesicht auszubreiten.

Schwingung der Energiezentren

Nach der Pause meldet sich Theresa, die Freundin von Giselle, und sagt: «Von Giselle habe ich gehört, daß wir jetzt das Summen einüben. Ich habe im Kelderbuch gelesen, daß die Mönche während des Tages vor sich hinsummten. Üben wir dasselbe Summen?»

«Ich denke, daß die Mönche mit ihrem Summen genau das gleiche bezweckten, was auch wir jetzt tun werden.»

«Sie meinen, die Mönche haben ihre Energiezentren angeregt?» fragt Theresa weiter.

«Vermutlich ja, vielleicht aber auch noch viel mehr. Wir werden gleich sehen, daß wir mit dem Summen jede beliebige Stelle im Körper gezielt anpeilen können.»

«Sie meinen also», meldet sich Ildiko, «ich kann diese wichtigen Drüsen, über die wir so lange gesprochen haben, mit dem Summen anregen?»

«Ja, genau die, und darüber hinaus auch z. B. die Leber oder die große Zehe oder einen Schmerzpunkt an der Wirbelsäule.»

«Das interessiert mich jetzt wirklich», ruft Ildiko ganz aufgeregt, «wie wirkt das Summen denn?»

«Nun, auf ganz natürliche Art», erkläre ich: «Jeder Ton ist Schwingung. Genau diese Schwingung lassen wir auf den angepeilten Punkt einströmen. Dadurch wird die betreffende Stelle massiert, vibriert und angeregt.»

«Ton ist Schwingung?» ruft Gerhard zweifelnd aus.

«Ja sicher», antworte ich ihm: «Nehmen Sie nur eine Stimmgabel. Da sehen Sie die Schwingung physisch.»

«Wenn das Summen die Energiezentren anregt, dann müssen wir zuerst wissen, wo sie sind», wirft Ildiko ein.

«Die Energiezentren liegen, wie wir gesehen haben, bei den endokrinen Drüsen.»

«Ach so, ja, stimmt», sagt Ildiko. «Trotzdem…» Sie bricht ab und sieht sich um. Ich sage deshalb, ich würde beim Summen nochmals zeigen, wo die Punkte liegen und präzisiere: «Da wir die Stellen mit der Hand abdecken werden, genügt es, wenn wir die ungefähre Lage des jeweiligen Punktes kennen. Die einzelnen Punkte können wir mit unterschiedlichen Tonhöhen bzw. Vokalen gezielt ansprechen. Ich habe ein Blatt vorbereitet, das die Zusammenhänge aufzeigt. Darauf finden Sie neben den Lauten die Energiepunkte. Sie sind hier als Chakren bezeichnet. Darüber hinaus sind die endokrinen Drüsen aufgelistet. Danach finden Sie die Farben und die Lebensthemen. Das deshalb, weil jeder dieser Punkte auch auf eine Farbe reagiert und weil uns diese Punkte bei unserem inneren Wachstum auf bestimmte Themen führen. Diese zusätzlichen Angaben sind für Ihre persönliche Arbeit zu Hause gedacht.»

So sieht das ausgeteilte Blatt aus:

Laute	Chakra (Nr., Name)	Drüsen	Farbe	Lebens-thema
U	1 Wurzel	Neben-nieren	Feuerrot	Urver-trauen
O (offen, tief)	2 Sakral	Keim-drüsen	Orange	Erotik
O (ge-schlossen)	3 Sonnen-geflecht	Pankreas	Gelb	Emotionen
A	4 Herz	Thymus	Grün, rosa, gold	Liebe

Laute	Chakra (Nr., Name)	Drüsen	Farbe	Lebensthema
E	5 Kehlkopf	Schilddrüse	Hellblau	Kommunikation
I	6 Stirn	Hypophyse	Indigoblau, viola	Intuition
M	7 Kronen	Zirbeldrüse	Weiß, violett	Erkenntnis

Gerhard beschwert sich: «Das ist mir alles zu hoch, zu esoterisch. Muß denn immer alles aus dem Osten kommen? Was sollen wir mit diesem ganzen Hokuspokus von Chakras und Selbstverwirklichung? Gibt es nichts, das auch wir Normalsterblichen verstehen?»

«Doch, das gibt es», beruhige ich ihn, «und darauf werde ich gleich zu sprechen kommen. Aber zuerst möchte ich das Summen einüben. Zudem ist das Summen etwas ganz Reales. Es mag uns nicht vertraut sein. Doch es ist ganz natürlich und auch einfach. Es ist so unkompliziert und handfest wie Essen oder Trinken. Keine Spur von Hokuspokus oder Zauberei. Das werden wir jetzt gleich sehen.»

Summen im Büro

Summen können Sie überall und jederzeit, im Stehen, Sitzen, Liegen, Knien. Sie können es auch dann praktizieren, wenn Sie krank sind oder in Gips liegen. Gut gelingt es Ihnen, wenn die Lunge nicht eingeengt ist, also beim aufrechten Stehen oder beim entspannten Liegen. Atmen Sie tief in den Bauch ein, öffnen Sie den Mund leicht, formen Sie ein tiefes U, und summen Sie diesen Laut beim Ausatmen. Variieren Sie die Tonhöhe so, daß Sie ein Vibrieren in Ihrem Unterleib spüren. Halten Sie Ihre Hand auf den Unterleib. Dann gehen Sie zum offenen O, das etwa drei Zentimeter unter dem Bauchnabel vibriert. Dann halten Sie Ihre Hand auf das Sonnengeflecht, also etwas über dem Bauchnabel. Diese Stelle reagiert auf ein geschlossenes O. Das Herz können Sie mit A ansprechen, den Kehlkopf mit E. Die Stirn vibriert auf I und auf dem Scheitel spürt Ihre Hand das M. Sollte Ihnen das «Summen» eines Energiepunktes nicht auf Anhieb gelingen, versuchen Sie es mit einem nächsten Punkt, bis Sie eine deutliche Vibration in Ihrer Hand spüren. Haben Sie erst einmal herausgefunden, wie es sich anfühlt, wird es nach und nach bei allen Punkten funktionieren.

Sie können zwar die einzelnen Punkte separat aktivieren, doch wirkungsvoller ist es, wenn Sie die <u>Punkte in der Reihenfolge (U, O offen, O geschlossen, A, E, I, M) ansprechen.</u> Üben Sie wie bei den »Tibeter«-Bewegungen, <u>jeden Punkt zunächst dreimal</u>. Atmen Sie also dreimal tief ein, und summen Sie dreimal hintereinander ein tiefes U. Dann folgen drei offene O, dann drei geschlossene O usw. Das Summen ist eine gute Atemübung und zugleich eine wirkungsvolle Therapie für unsere Organe. Wir können neben den Energiepunkten jedes beliebige Organ und jeden beliebigen Punkt in unserem Körper mit den Tönen harmonisieren. Die Schwingungen haben eine große heilende Kraft. Ist es nicht eine wunderbare Möglichkeit, innere Organe direkt zu beeinflussen?

«Eignet sich dieses Summen auch als Ersatz für die Bewegungen?» möchte Giselle wissen.

«Wenn Sie verhindert sind, die ›Tibeter‹-Bewegungen zu machen, dann ja. Generell können wir uns jedoch an jenen

Mönchen orientieren, von denen es im Kelderbuch heißt: «Sie summten den ganzen Tag vor sich hin.»

«Sie meinen», fragt Ildiko, «die Mönche hätten den ganzen Tag, während der Arbeit, diese Laute gesummt und damit ihre Energiezentren angeregt?»

«Ja, genau das denke ich.»

«Aber ich arbeite nicht auf einem Acker, sondern in einem Großraumbüro», gibt Ildiko zu bedenken.

«Es geht ja nicht um ein Trompeten, sondern um ein Summen. Wir haben jetzt zwar bewußt laut und deutlich geübt, damit wir die Wirkung gut spüren und uns das Summen einprägen können. Aber beim Warten in der Schlange, beim Zugfahren oder bei der Arbeit kann das Summen ganz leise sein. So, als würden Sie ein kleines Liedchen trällern. Das kann doch eigentlich keinen Menschen stören. Werden Sie wie fleißige Bienen. Summen Sie ununterbrochen; sammeln Sie Energie.»

Lachen befreit

Die Zeit heilt nicht alle Wunden

«Wir kommen nun zu einer westlichen Methode, die ganz handfest, normal und einfach ist: Es geht ums Lachen.

Ich ernte Protest: «Lachen ist überhaupt nicht einfach» – «Der Ernst des Lebens verbietet Heiterkeit» – «Ich habe wenig zu lachen» – «Mir ist das Lachen längst vergangen» – «Ich wollte, ich hätte keine Sorgen, dann könnte ich auch etwas mehr lachen».

Ich hebe meine Hände hoch und versuche die Gruppe zu beruhigen. «Lachen ist wirklich etwas Natürliches. Ich gebe allerdings gerne zu, daß es nur dann frei und ungezwungen ist, wenn man ohne Sorgen lebt.»

«Sehen Sie», sagt Gerhard, «das ist der Punkt. Jedermann hat Sorgen.»

«Also ich habe keine», antworte ich voller Überzeugung.

Die Gruppe ist sprachlos und sieht mich an. Ich lese auf den Gesichtern, daß sie mir nicht glauben. Deshalb versuche ich zu erklären: «Natürlich erlebe ich im Alltag Probleme. Es geht beileibe nicht immer alles so reibungslos, wie ich es mir vorstelle. Eigentlich hätte ich jeden Tag genügend Anlaß, mich zu sorgen. Trotzdem tue ich es nicht.»

«Sie leben also einfach in den Tag hinein und kümmern sich nicht um die Probleme?» fragt Bettina.

«Nein, ganz im Gegenteil, ich überwinde meine Sorgen.»

«Wie soll das gehen? Ich habe bis heute immer nach dem Motto gelebt: Zeit heilt alle Wunden.»

«Genau da liegt der Denkfehler», antworte ich ihr. «Es stimmt zwar, daß negative und belastende Erlebnisse mit der Zeit verblassen. Man kann dieses Vergessen auch fördern, indem man sich beispielsweise in Arbeit stürzt.»

«Ja, das habe ich auch getan», sagt Bettina.

«Hat es Ihnen geholfen?»

«Ja. Ich denke viel seltener daran.»

«Aber Sie haben es offensichtlich nicht wirklich vergessen?»

«Nein, es taucht immer wieder mal auf.»

«Und belastet Sie somit ständig, zumindest im Unterbewußtsein.»

«Wenn ich es mir recht überlege», sagt Bettina, «hält es mich tatsächlich irgendwie gefangen, macht mich traurig. Es belastet mich und nimmt mir alle Lust zu lachen.»

«Also hat die Zeit Ihre Wunden nicht geheilt, sondern nur verdrängt.»

Gerhard mischt sich wieder ein: «Sie sagten, Sie würden die Sorgen überwinden. Das versuchen wir ja auch. Es gelingt nur nicht immer sofort. Und das ist ja auch nicht so schlimm, ich meine, jeder Mensch hat seine Last zu tragen, das Leben ist einfach so.»

«Ich denke, das Bild, wonach wir ein Leben lang wie arme Sünder unter unseren Sorgen und Lasten leiden müssen, ist falsch», erkläre ich. «Sehen wir doch die Kinder an: Was tun sie, wenn sie hinfallen und sich verletzen? Haben Sie jemals ein Kind gesehen, das am Boden liegen blieb? In aller Regel springen Kinder sofort auf, rennen nach Hause, weinen herzzerbrechend, lassen sich trösten – und im nächsten Augenblick ist alles vergessen. Sie haben ihren Gefühlen Luft gemacht, und sie haben sich helfen lassen. So überwinden sie Schockzustände, Angst und Sorgen. Und genauso können auch wir Erwachsene Probleme, Ängste und Sorgen überwinden: Gefühle zulassen und leben. Negative Erlebnisse als Wunden ansehen, die ausheilen können. Wenn wir uns so verhalten, bleiben wir unbeschwert und sorglos wie Kinder. Wir können jeden Tag von Herzen lachen.»

Machen Sie Ihren Sorgen Beine

Drei Übungen, nämlich Halbmond, Brücke und Berg, dehnen und weiten den Oberkörper. Die »Tibeter« betonen damit die Wichtigkeit dieser Körperregion.

«Was ist das Wertvollste, das wir Menschen im Oberkörper haben?» frage ich die Runde.

«Sie meinen sicher das Herz», vermutet Gerhard. «Das Herzchakra», ruft Bettina.

«Besitzen wir auch eine entsprechende endokrine Drüse?» frage ich. Es bleibt einige Zeit still, dann sagt Bettina: «Ja, die Thymusdrüse, aber die ist nicht so wichtig. Sie ist bei einem erwachsenen Menschen ganz klein.»

«Die Thymusdrüse regelt das Größenwachstum des Kindes», erläutere ich. «Sie bildet sich zurück, sobald das Kind ausgewachsen ist. Für mich heißt das aber noch lange nicht, daß diese Drüse danach unwichtig wäre. Ist es nicht so, daß wir Menschen uns nicht nur körperlich, sondern auch seelisch-geistig entwickeln? Wäre nicht beispielsweise das Überwinden von Sorgen eine solche Entwicklungsmöglichkeit? Durch Lachen können wir die Thymusdrüse gezielt ansprechen, denn die Wangenmuskeln, die wir bei jedem Lächeln bewegen, wirken wie ein Gaspedal auf den Thymus.»

«Wollen Sie damit sagen, daß jedes Lachen unseren Herz-Energiepunkt anregt?» will Bettina wissen.

«Ja, genau. Ob ich nun befreit und unbeschwert lache oder ob ich es mechanisch tue, die Wangenmuskeln bewegen sich in beiden Fällen und die Rückwirkung auf das Herz erfolgt immer.»

«Dann könnte ich also meine schlechte Laune dadurch vertreiben, daß ich mich zwinge zu lachen? Doch wie soll ich das praktisch tun? Ich meine, ich kann mir doch nicht einfach befehlen zu lachen, oder?»

«Warum nicht? Wir können das Lachen vor dem Spiegel üben. Allerdings ist uns ja ausgerechnet dann, wenn wir es wirklich nötig haben, am allerwenigsten nach Lachen zumute. Aus diesem Grund benutze ich den Zygo. ‹Zygo› ist eine Abkürzung für Zygomaticus Major, den lateinischen Namen des Wangenmuskels. Mit dem Wort ‹Zygo› läßt sich ein Schlachtruf bilden, nämlich: Zygo, Zygo, hoi, hoi, hoi. Ich benutze diesen Ruf immer dann, wenn die Welt düster aussieht. Sehen Sie, wie sich die Wangenmuskeln bewegen? Bei den Buchstaben ‹Y› und ‹I› gehen die Mundwinkel nach oben, beim ‹O› fallen sie wieder nach unten. Beide Wörter, also Zygo und Hoi, bewegen die Wangenmuskeln optimal.»

«Das scheint mir ein billiger Ersatz für echtes Lachen zu sein», meint Bettina.

«Das mag sein. Aber es dient ja lediglich als Notbehelf, sozusagen als Startmotor für das echte, befreiende Lachen, das Ihnen dann gelingt, wenn Sie die Wolken erst einmal vertrieben haben.»

Entspannungsanleitung 3:
Winterlandschaft

Leistungsdruck ist so typisch für unsere Gesellschaft, daß wir ihn oft nicht mehr wahrnehmen. Dadurch kann sich unser Körper auch nie vollständig entspannen. Zwar vermag ein tägliches »Tibeter«-Training diese Anspannung zu unterbrechen. Ein zusätzliches Gegengewicht zu den ständigen Forderungen des Alltags wird jedoch nur Gutes bewirken. Deshalb lade ich Sie hier nochmals zu einer angeleiteten Entspannung ein. Sprechen Sie den Text mit ruhiger Stimme auf ein Band, und spielen Sie sich den Text dann vor. Legen Sie sich möglichst entspannt hin. Achten Sie darauf, daß Sie nicht gestört werden. Konzentrieren Sie sich auf tiefe und ruhige Atemzüge in den Bauch, und folgen Sie dem Bild.

«Ich liege ruhig und entspannt auf dem Rücken. Ich fühle und entspanne bewußt meine Arme, meinen Rücken, meine Beine. Ich entspanne bewußt alle Muskeln, Sehnen und Bänder. Ich fühle den Kopf, die Zähne, Augen, Stirn. Den Nacken und die Schultern, den Rücken und den Bauch. Meine Hüfte ruht schwer und völlig entspannt.

Ich schließe meine Augen und konzentriere mich auf die Nasenspitze. Ich atme tief und regelmäßig in den Bauch.

Es war ein anstrengender Tag. Ich bin im Wohnzimmer und liege auf dem Sofa. Das Zimmer ist angenehm warm. Neben mir brennt ein offenes Feuer im Kamin. Nur das Geräusch des Feuers ist zu hören.

Ich entspanne mich und genieße die Ruhe. Ich vergesse den Alltagsstreß, lehne mich zurück und atme tief in den Bauch. Das Lodern der Flammen beruhigt mich. Ich genieße die Stille und spüre die angenehme Wärme des Feuers.

Ich schaue aus dem Fenster in die Winterlandschaft. Es ist ein absolut friedliches Bild. Schnee liegt auf den Feldern und auf den Bäumen. Die Natur ruht, sie ist eingehüllt in einen weißen Mantel. Ich nehme diese Ruhe bewußt wahr und entspanne mich vollständig. Meine Belastung, mein Arbeitspensum und mein Streß liegen weit zurück, ich bin ruhig und entspannt. Meine Muskeln, Bänder und Sehnen werden locker, warm und schwer.

Draußen beginnt es zu schneien. Einzelne, große Schneeflocken fallen langsam und majestätisch vom Himmel. Das Bild der ruhenden, schlafenden und friedlichen Natur vertieft sich. Diese Ruhe und dieser Frieden ergreifen mich und entspannen mich völlig.

Ich nehme das Knistern des Holzfeuers wahr. Ich spüre die Wärme des Feuers. Sie umgibt meinen Körper. Meine Arme werden warm und schwer. Mein Kopf, mein Nacken, meine Schultern werden warm und schwer. Meine Hüften ruhen breit, warm und schwer. Meine Beine und meine Füße werden völlig ruhig, sie sind warm und schwer.

Ich wende mich zum Feuer und schaue in die Flammen. Sie bewegen sich wie in sanften Wellen. Ich nehme diese Wellen in mir auf und übertrage sie auf meinen Körper. Meine Arme spüren die sanften Wellen, sie werden völlig locker und entspannt. Mein Kopf, mein Nacken und meine Schultern folgen den ruhigen Wellenbewegungen. Sie werden ganz locker und entspannt. Meine Hüften nehmen die Wellenbewegung auf. Sie sind locker und entspannt. Ich spüre die Wellen durch meine Oberschenkel, meine Waden und meine Füße strömen. Sie sind völlig locker und entspannt. Ich sehe und spüre die angenehme Wärme des Feuers, sie durchströmt und heilt meinen ganzen Körper, meinen Organismus und meinen Geist.

Ich sehe nochmals aus dem Fenster und beobachte die zart fallenden, weißen, reinen Schneeflocken. Diese Ruhe überträgt sich auf meinen Körper, meine Seele, mein Herz und meinen Geist. Aller Alltagsstreß liegt jetzt bereits weit hinter mir. Ruhe, Ruhe, Ruhe. Ich werde innerlich und äußerlich völlig ruhig und entspannt. Ich genieße diesen Frieden und die Ruhe. Ich genieße diesen absoluten Frieden, diese Harmonie zwischen mir und der Natur. Ich nehme diesen Frieden und diese Harmonie mit und übertrage sie auf den heutigen Tag.

Ich beginne ganz langsam zurückzukehren. Ich dehne langsam und vorsichtig meine Arme und meine Beine. Ich strecke und dehne meinen Körper. Ich öffne meine Augen langsam und komme zurück.»

Anhang

Fragen zu den Fünf »Tibetern«

Fragen zur Anwendung der Übungen

Wie beginne ich meine »Tibeter«-Praxis?
Starten Sie mit drei Wiederholungen pro Figur. Drehen Sie dreimal, dann gehen Sie dreimal in die Kerze, dann führen Sie den dritten »Tibeter« dreimal aus usw. In der zweiten Woche steigern Sie sich zu fünf Wiederholungen pro Übung.

Sie sprechen von Wiederholungen und Repetitionen. Was ist darunter zu verstehen?
Jede Figur wird in der täglichen Praxis mehrmals hintereinander ausgeführt, wobei man sich von Woche zu Woche um zwei Wiederholungen steigert. Wie in der letzten Frage beschrieben, drehen Sie zuerst dreimal, dann gehen Sie dreimal in die Kerze usw. In der folgenden Woche führen Sie jede Figur fünfmal, in der dritten Woche siebenmal aus. So steigern Sie sich von Woche zu Woche um zwei Durchgänge, bis Sie bei 21 Repetitionen sind.

Sie empfehlen, jede Woche zwei Wiederholungen mehr auszuführen. Kann ich mich auch schneller steigern?
Das ist weniger empfehlenswert. Die »Tibeter« lösen Blockaden und Verkrustungen. Der Körper muß diese gelösten Fremdstoffe ausscheiden. Überfordern Sie Ihren Organismus nicht, gehen Sie planmäßig und regelmäßig vor.

Kann ich verpaßte Übungen nachholen?
Das ist nicht empfehlenswert. Unser Körper ist sehr auf Gleichförmigkeit bedacht. Deshalb ist die Regelmäßigkeit so wichtig.

Wenn ich müde werde beim Üben, kann ich Pausen einlegen zwischen den einzelnen Figuren?

Ja. Einige »Tibeter« kennen besondere Entspannungshaltungen, die sich gut zum körperlichen und mentalen Ausruhen eignen. Diese Entspannungshaltungen sind auch als Meditationshaltungen bekannt.

Ich schaffe alle Figuren, ausgenommen den zweiten »Tibeter«. Da werde ich sehr müde. Ich kann ihn keine 21mal ohne Pause durchführen. Mache ich etwas falsch?

Wahrscheinlich nicht. Viele Seminarteilnehmer haben bei bestimmten Übungen Mühe. Welcher »Tibeter« Probleme macht, hängt vom bisherigen Leben ab. Nicht jeder Bergsteiger hat am nächsten Tag an den gleichen Körperstellen Muskelkater. Nehmen Sie sich für Ihre «schwierige» Übung entsprechend Zeit. Machen Sie auch Pausen, achten Sie auf die richtige Atmung, und genießen Sie das Üben. Über kurz oder lang werden Sie es perfekt können.

Ich habe von Entspannungshaltungen gehört. Muß ich die einhalten?

Nein, aber Sie dürfen, wenn Sie gerne möchten, etwa um vermehrt in Ihren Körper hineinzuhorchen, um Ihr Selbstbewußtsein zu stärken oder um die »Tibeter« in Richtung Meditation zu vertiefen.

Ist es notwendig, die »Tibeter« jeden Tag durchzuführen?

Es ist sehr empfehlenswert, die Übungen wirklich jeden Tag praktisch zu üben. Nur so können sie ihre typischen Wirkungen entfalten.

Was passiert, wenn ich die »Tibeter« einmal nicht durchführen kann?

Sollten Sie einen Tag verhindert sein, dann machen Sie am nächsten Tag mit Ihrem Training weiter als ob nichts gewesen wäre. Eine Unterbrechung von ein bis drei Tagen ist nicht weiter gravierend. Nehmen Sie das aber bitte nicht als Anlaß dafür, Ihre Praxis ganz abzubrechen oder öfter zu unterbrechen.

Was passiert, wenn ich die »Tibeter« eine längere Zeit nicht anwenden kann?

Sie verlieren möglicherweise an Spannkraft, Elastizität und Beweglichkeit. Nehmen Sie Ihr Training so rasch wie irgend möglich wieder auf, und beginnen Sie mit einer reduzierten Wiederholungsrate. Bauen Sie von diesem Punkt aus Ihre Praxis wieder auf, indem Sie sich von Woche zu Woche um zwei Wiederholungen steigern.

Wann ist die beste Tageszeit für die »Tibeter«?

Sie ist frei zu wählen. Ausgenommen bleibt der Abend, d. h. zwischen dem Praktizieren und der Bettruhe sollten etwa drei Stunden Aktivität liegen. Hilfreich ist, wenn Sie für Ihr Training eine fixe Tageszeit vorsehen und die Übungen so in Ihrem Tagesablauf fest verankern. Für viele Anwender dürfte der Morgen eine gute Trainingszeit sein. Erstens führt man zwischen dem Aufstehen und dem Verlassen des Hauses immer die gleichen Abläufe durch und kann die »Tibeter« so fest einbinden. Zweitens liegt der ganze Tag noch vor Ihnen. Sie können also den Energieschub der »Tibeter« gut nutzen.

Wo sollen die Übungen durchgeführt werden?

Sie können überall üben, wo genügend Platz zum Drehen und zum Abliegen vorhanden ist. Vorteilhafterweise werden Sie einen Platz wählen, der möglichst ruhig und ungestört ist. Die Mönche übten immer am gleichen Ort und verwendeten spezielle Teppiche dafür. Damit unterstrichen sie den Wert des Programmes.

Darf ich nach dem Üben duschen?

Es gibt an sich keine Beschränkungen. Allerdings sollten Sie beim Duschen nicht denken: «Ich wasche alle meine Energie ab», sondern vielmehr: «Durch das Duschen reinige ich meinen Körper, und ich lasse so die Energie wirkungsvoller strahlen.»

Darf ich nach den Übungen essen?

Ja. Vermeiden Sie jeden Gedanken in Richtung «das Essen zerstört die aufgebaute Energie». Denken Sie viel eher: «Nach der Stärkung meiner Muskeln durch die »Tibeter« stärke ich meine Kraft zusätzlich durch das Essen.»

Kann ich allein üben?

Ja, natürlich dürfen Sie das. Sollten Sie es als langweilig empfinden, dann verbinden Sie die »Tibeter« mit Musik. Das spornt an und vermittelt eine besondere Atmosphäre.

Kann ich mit einem Partner üben?

Es ist immer erfreulich, wenn Partner oder ganze Familien gemeinsam üben. Das spornt ungemein an und macht die eigene Praxis um so sicherer.

Ich übe regelmäßig. Nur in den Schulferien, da habe ich Mühe, weil die Kinder mich stören. Was kann ich tun?

Warum animieren Sie Ihre Kinder nicht zum Mitmachen? Sie nehmen die »Tibeter« meist als Spiel – und tun damit etwas sehr Wichtiges für ihre Gesundheit. Wenn Sie Anregungen suchen, dann hilft Ihnen das Buch *Die Fünf »Tibeter« mit Kindern* von Barbara Simonsohn. Es ist im Integral Verlag erschienen.

Sie empfehlen, am Anfang mit drei Wiederholungen zu beginnen. Das scheint mir viel zu wenig. Kann ich nicht sofort mit fünf oder sieben Wiederholungen starten?

Viele Menschen unterschätzen die Wirkungen der »Tibeter« und überfordern damit ihren Organismus. Die »Tibeter« bewirken ein Lösen von Ablagerungen. Unser Körper hat nur eine relativ beschränkte Ausscheidungskapazität, um mit Fremdstoffen fertig zu werden. Gehen Sie sorgfältig mit sich selbst um. Bleiben Sie dabei aber hartnäckig, d. h. führen Sie das Training wirklich jeden Tag regelmäßig und zuverlässig durch.

Wann darf man die »Tibeter« nicht durchführen?

Bei einem künstlichen Hüftgelenk sollten Sie auf die »Tibeter« verzichten. Das Kunstgelenk würde zu stark beansprucht werden.

Ich stehe bei 11 Repetitionen und komme nicht weiter. Was soll ich tun?

Geduld üben. Die »Tibeter« sind ein Programm fürs ganze Leben. Hier geht es weder um den ersten Preis noch um einen Rekord. Wenn Sie sich bei 11 (oder 13 oder 17) Wiederholungen wohl fühlen, dann bleiben Sie dabei. So lange, bis Sie den Eindruck haben, daß Sie sich weiter steigern können. Viele Praktizierende schaffen den Aufbau bis zur Zahl 21 nicht in einem Zug.

Ich stehe bei 21 und könnte eigentlich mehr. Ist das sinnvoll?
21 Repetitionen sind der Endausbau. Wenn Sie trotzdem mehr machen möchten, dann empfehle ich Ihnen, einen zweiten Übungsblock aufzubauen, und zwar in einem zeitlichen Abstand von etwa vier Stunden zum ersten Block. Wenn Sie also den ersten Block z. B. morgens früh durchführen, dann wäre der zweite Block etwa mittags möglich. Diese zweite Serie bauen Sie genauso langsam auf wie die erste, also mit drei Wiederholungen in der ersten Woche, fünf in der zweiten, sieben in der dritten usw. Alternativ können Sie auch den sechsten »Tibeter« anwenden oder den Kreisel intensivieren.

Ich bin bereits über siebzig Jahre alt. Lohnt es sich für mich noch, die Tibeter zu lernen?
Ja, auf jeden Fall. Beginnen Sie ruhig damit. Die »Tibeter« sind ein vom Alter völlig unabhängiges Programm und entfalten ihre Wirkung bei älteren Menschen so zuverlässig wie bei jüngeren.

Ich habe weder einen speziellen Übungsraum noch spezielle Kleidung. Kann ich die »Tibeter« trotzdem praktizieren?
Sicherlich. Die »Tibeter« haben den unschätzbaren Vorteil, daß sie von Kleidung, Räumen und Geräten unabhängig sind. Man kann ohne weiteres nackt, in Unterwäsche oder in beliebiger (bequemer) Kleidung üben. Im Wohnzimmer, neben

dem Bett, im Büro, im Freien. Wo immer Sie sich hinlegen und drehen können, steht Ihren Übungen nichts im Wege.

Beim vierten »Tibeter« kann ich das Gesäß nicht heben. Was soll ich tun?

Menschen mit kurzen Armen haben oft Probleme, den vierten »Tibeter« auszuführen. Legen Sie Bücher unter Ihre Hände oder bilden Sie Fäuste. Damit gelingt es Ihnen, den Po vom Boden wegzubringen.

Einige wenige Zentimenter genügen, um die Übung sicher auszuführen.

Die »Tibeter« bewegen den Kopf nur in eine Richtung. Warum gibt es keine Kopfdrehung? Die hätte ich beispielsweise für das Rückwärtsfahren im Auto nötig.

In der Tat kennen die »Tibeter« keine Kopfdrehung. Aus eigener Erfahrung kann ich aber bestätigen, daß meine Kopfbeweglichkeit, und zwar auch das Drehen, trotzdem viel gewonnen hat.

Versuchen Sie es. Sie werden überrascht sein.

Stimmt es, daß die »Tibeter« nur für ältere Menschen geeignet sind?

Nein, keineswegs. Kinder führen die Übungen spielerisch aus und bewahren sich ihre Unbeschwertheit und Lebensfreude. Junge Menschen führen die »Tibeter« kraftvoll aus und meistern Streß, Berufsbelastung und Frustration. Ältere Menschen rühmen die »Tibeter«, weil sie von vielen Altersgebrechen geheilt werden.

Muß ich meditieren können, um die »Tibeter« auszuführen?

Nein. Die »Tibeter« können und dürfen rein körperlich ausgeführt werden. Sie laden allerdings ein, auf den Körper zu horchen. Daraus kann sich ein sinnvolles Nachdenken ergeben, das auf Wunsch in Richtung Meditation ausgebaut werden kann.

Sie sprechen von langsamen, meditativen Bewegungen. Gleichzeitig sagen Sie aber auch, daß die »Tibeter« rasch und zügig ausgeführt werden. Was ist denn eine normale Geschwindigkeit?

Grundsätzlich gilt, daß der Bewegungsablauf im Einklang mit der Atmung verläuft, wobei von tiefen, langen Atemzügen ausgegangen wird. Das heißt, daß der Aufbau der Spannung (das Einatmen) etwa drei bis vier und der Abbau der Spannung (das Ausatmen) etwa vier bis sechs Sekunden (also bewußt etwas länger) dauern. Im Einzelfall kann das Tempo von verschiedenen Faktoren abhängen: Von der Tagesform, dem Ziel der Übungen oder den Übungen selbst. Gerade bei den Figuren lassen sich einige Unterschiede ausmachen. Den Kreisel üben Sie zu Beginn vorsichtig langsam, damit Ihnen nicht schwindlig wird. Ist die Phase des Schwindels überwunden, dürfen Sie auch rasch kreiseln. Die Kerze empfinden viele Anwender als anstrengend, deshalb wird sie meist eher langsam ausgeführt. Beim Halbmond wäre es sehr schade, die Dehnung nicht richtig zu genießen, da dürfen ruhig auch zweimal acht oder mehr Sekunden verstreichen. Die Brücke und der Berg dagegen eignen sich rein vom Bewegungsablauf her gesehen auch für eine raschere Gangart, wobei die Schnelligkeit nicht Pflicht ist, aber trotzdem viel Spaß machen kann, vor allem dann, wenn man dank der »Tibeter« jugendliche Geschmeidigkeit und Kraft zurückgewonnen hat.

Ich habe vom sechsten »Tibeter« gehört, weiß aber nicht, ob ich ihn anwenden soll.

Die Fünf »Tibeter« sind ein in sich geschlossenes Programm. Praktizieren Sie diese fünf Übungen täglich und Sie tun viel für Ihre persönliche Gesundheit. Der sechste »Tibeter« ist eine sinnvolle Ergänzung für alle jene Menschen, die bewußt mehr wollen. Mit ihm werden Energieüberschüsse des Unterleibes gezielt genutzt. Bei richtiger Anwendung eignet er sich für alle Menschen, auch für jene, die auf ein erfülltes Sexualleben nicht verzichten möchten.

Was ist der siebente »Tibeter«?

Der siebente »Tibeter« ist ein gezieltes Ansprechen der einzelnen Energiezentren mit Hilfe der Stimme. Von den Mönchen lesen wir, daß sie während ihrer Arbeit fröhlich vor sich hin summten. Es bleibt zu vermuten, daß sie so den siebenten »Tibeter« durchführten.

Gesundheitsfragen

Ich habe von Schilddrüsenproblemen gelesen. Sind die »Tibeter« potentiell gefährlich?

Nein. Bei der Kopfbewegung nach hinten kann es allerdings zu einer Spannung und Einengung im Bereich der Stimmbänder und der Schilddrüse kommen. Das läßt sich leicht vermeiden, indem der Mund geöffnet wird, sobald der Kopf über die aufgerichtete Position nach hinten geführt wird.

Darf ich während der Schwangerschaft üben?

Wenn Sie bereits Anwenderin sind, dann dürfen Sie die »Tibeter« so lange praktizieren wie es eben geht. Werden Sie ruhiger und langsamer in den Bewegungen, und überfordern

Sie sich nicht. Wenn Sie die »Tibeter« noch nicht anwenden, dann sollten Sie mit den Übungen nur bis etwa zum dritten Monat beginnen und bewußt langsam ausbauen.

Welche Kleidung empfehlen Sie?

Achten Sie auf bequeme Kleidung, die Sie in den Bewegungsabläufen nicht behindert. Also keine eng einschneidenden Gummizüge in der Wäsche. Wählen Sie also beispielsweise einen Jogginganzug aus weichem, bequemen Material, das nicht raschelt. Auch Unterwäsche ist möglich. Barfuß ist angenehm. Wenn Sie Schuhe tragen, sollten sie keine festen, dicken Sohlen haben, und die Sohlen dürfen keinesfalls rutschen.

Kann ich die »Tibeter« nach dem Aufstehen machen?

Theoretisch ja. Sinnvoller ist es, dem Organismus etwas Zeit zu lassen, um sich einzulaufen. (Etwa 15 bis 20 Minuten). Suchen Sie vor den »Tibetern« unbedingt auch die Toilette auf, d. h. scheiden Sie die über Nacht angesammelten Stoffe vor dem Üben aus.

Mir wird schwindlig beim Drehen. Mache ich etwas falsch?

Wahrscheinlich nicht. Schwindel tritt relativ häufig auf und hat viele mögliche Ursachen. Drehen Sie langsamer, und steigern Sie behutsam aber kontinuierlich. Die »Tibeter« wirken ausgleichend. Über kurz oder lang werden Sie ein Meister sein.

Mir wird schlecht. Muß ich mit dem Üben aufhören?

Nein. Allerdings sollten Sie in Ihrer Wiederholungsrate zurückgehen, und zwar so lange, bis die Übelkeit nicht mehr auftritt. Da ich auch Seminarteilnehmer hatte, denen selbst bei drei Wiederholungen schlecht wurde, empfehle ich in einer solchen Situation, jede Übung nur einmal auszuführen. Machen Sie die »Tibeter« dafür zwei-, eventuell sogar dreimal am Tag. Ist diese Phase überwunden, steigern Sie sich langsam von Woche zu Woche.

Bei den »Tibetern« werde ich traurig, oft muß ich sogar weinen. Mache ich etwas falsch?

Nein. Die »Tibeter« wirken nicht nur körperlich, sondern auch auf den inneren Menschen. Nicht verarbeitete Emotionen können aufbrechen und wieder zum Vorschein kommen. Versuchen Sie, solche innerlichen Wunden zu heilen. Gehen Sie mit der Wiederholungsrate zurück und verbleiben Sie so lange, bis Sie das Problem erkannt und verarbeitet haben. Steigern Sie danach behutsam von Woche zu Woche.

Ich habe oft Rückenschmerzen. Darf ich die »Tibeter« ausführen?

Sofern es sich bei Ihren Schmerzen nicht um einen physischen Schaden handelt (gebrochener Wirbel, Bandscheibenschaden), können Sie die »Tibeter« üben. Achten Sie aber strikt auf eine wirklich gerade Wirbelsäule, wie beschrieben, und wenden Sie alle erwähnten Unterstützungsmaßnahmen für die Wirbelsäule an. Im Zweifelsfalle fragen Sie einen ausgewiesenen »Tibeter«-Trainer oder suchen Sie Ihren Arzt auf.

Ich kann die Wirbelsäule nicht ablegen wie im Buch beschrieben? Was kann ich tun?

Nehmen Sie Kontakt zu einem autorisierten »Tibeter«-Trainer auf. Er wird Ihnen gerne helfen.

Ich habe gelernt, immer durch die Nase einzuatmen und durch den Mund auszuatmen. Sie empfehlen nun aber, den Mund beim Einatmen zu öffnen. Schadet das nicht?

Es stimmt, daß das Einatmen durch die Nase körpergerechter ist. So kann die Luft vorgewärmt und gefiltert werden. Atmen Sie also durch die Nase ein, bis der Kopf über den Scheitelpunkt geht, und öffnen Sie dann den Mund. Wir nehmen hier bewußt einen offenen Mund in Kauf, um die Schilddrüse und die Stimmbänder zu schonen.

Ich hatte eine Operation. Darf ich die »Tibeter« ausführen?

Vorausgesetzt, Sie haben sich von der Operation erholt und die Wunden sind verheilt, dann können Sie die »Tibeter« ohne weiteres anwenden.

Ich leide unter dauernder Müdigkeit und habe keine Kraft, die »Tibeter« auszuführen. Was kann ich tun?

Versuchen Sie, die »Tibeter« doch zu praktizieren. Setzen Sie Ihren Willen ein, und nehmen Sie alle Kraft zusammen. Gerade bei chronischer Müdigkeit können die »Tibeter« wahre Wunder bewirken.

Ich habe deutliche Kreislaufbeschwerden und fühle mein Herz, wenn ich die »Tibeter« übe. Mache ich etwas falsch?

Treten Sie kürzer, üben Sie langsamer oder mit weniger Wiederholungen. Geben Sie Ihrem Körper Zeit, sich an die »Tibeter« und deren Wirkungen zu gewöhnen. Viele Kursteilnehmer bestätigen, daß die »Tibeter« zu tiefen Blutdruck ausgleichen, d.h. sie verlieren die Schwindelgefühle. Auch zu hoher Blutdruck kann reguliert werden, denn er ist ja oft auf

Ablagerungen in den Blutbahnen zurückzuführen. Werden diese Fremdstoffe sukzessive abgebaut, stabilisiert sich auch der Blutdruck.

Soll man bei Krankheit die tägliche Praxis unterbrechen?
Wenn Sie nicht bettlägerig sind, müssen Sie nicht unbedingt unterbrechen. Gönnen Sie sich etwas mehr Zeit, nehmen Sie es ruhiger, und reduzieren Sie allenfalls die Anzahl der Wiederholungen.

Wie lange soll ich unterbrechen, wenn ich operiert werde?
Solange Sie im Bett liegen, ist an ein Üben nicht zu denken (außer dem mentalen Üben und dem Summen, wie im Buch beschrieben). Gönnen Sie sich und dem Körper eine angemessene Rekonvaleszenz und beginnen Sie dann mit einer kleinen Anzahl von Wiederholungen. Passen Sie die Anzahl der Dauer der Unterbrechung und Ihren Körperkräften an. Steigern Sie danach wie üblich um zwei Wiederholungen pro Woche.

Der »Tibeter« atmet in die Anspannung hinein. Ist das nicht falsch? Beim Sport wird doch bei Anspannung ausgeatmet.
Es ist in der Tat so, daß der »Tibeter« bei Anspannung einatmet und bei der Entspannung ausatmet. Das tut er bewußt, denn die Muskeln benötigen dann Sauerstoff, wenn sie arbeiten müssen.

Ich habe von Knochenbrüchen bei der Ausübung der »Tibeter« gehört. Sind die »Tibeter« wirklich gefährlich?

Ich kann mir eigentlich nicht vorstellen, wie man sich bei den Übungen Knochenbrüche zuziehen kann. Wenn Sie sichergehen möchten, daß Sie die Übungen richtig ausführen, dann kontaktieren Sie einen autorisierten »Tibeter«-Trainer.

Ich habe oft Muskelkater nach den »Tibetern«. Ist das normal?

Muskelkater ist generell ein Gradmesser für den Zustand der Muskeln. Bauen Sie Ihr Übungsprogramm deshalb langsam und vorsichtig aus. Sofern Sie die »Tibeter« täglich anwenden, dürfte der Muskelkater bald der Vergangenheit angehören.

Seit ich die Übungen täglich anwende, habe ich eine spürbare Verbesserung erfahren. Jetzt treten aber wieder Schmerzen auf. Soll ich mit den Übungen aufhören?

Nein, tun Sie das bitte nicht. Die Übungen lösen Verkrustungen und Ablagerungen, deren Ausscheidung schmerzhaft sein kann. Gönnen Sie sich Zeit und bleiben Sie täglich bei Ihren Fünf »Tibetern«. Werden die Schmerzen stärken, dann reduzieren Sie die Wiederholungen und bleiben so lange bei den wenigen Durchgängen, bis Sie sich wieder wohl fühlen. Danach bauen Sie wieder aus auf bis zu 21 Repetitionen.

Ich muß oft gähnen bei den »Tibetern«, insbesondere beim dritten. Mache ich etwas falsch?

Nein, das weite Zurückbiegen des Oberkörpers und des Kopfes bei gleichzeitigen Öffnen des Mundes kann zum Gähnen reizen. Das ist harmlos. Überprüfen Sie allerdings Ihre Schlafgewohnheiten. Ruhen Sie sich regelmäßig und genügend lange aus?

Auf einigen »Tibeter«-Fotos ist der Mund geschlossen. Sie empfehlen den Mund zu öffnen, sobald der Kopf nach hinten geführt wird. Was ist nun richtig?

Das Öffnen des Mundes ist eine Vorsichtsmaßnahme zur Vorbeugung allfälliger Störungen der Schilddrüse oder der Stimmbänder. Wird der Kopf nach hinten geführt, kommt es natürlicherweise zu einer Spannung und Einengung am Hals. Diese Spannung kann ganz einfach abgebaut werden, indem der Mund richtig und groß geöffnet wird, sobald der Kopf über den Scheitelpunkt nach hinten geht.

Ich leide unter einer starken, schmerzhaften Monatsblutung. Darf ich die »Tibeter« trotzdem machen?

Ja, Sie dürfen. Die »Tibeter« wirken ausgleichend. Einige Seminarteilnehmerinnen berichten, daß sich ihre Periode im Laufe der Zeit normalisierte und daß die Schmerzen nachließen.

Ich habe oft Kopfschmerzen, insbesondere auch bei bestimmten Wetterlagen. Soll ich die »Tibeter« trotzdem weiter üben?

Ja, üben Sie weiter. Wetterfühligkeit kann mit einer Überreaktion des Organismus zusammenhängen. Die »Tibeter« wirken harmonisierend und können solche Unpäßlichkeiten schonend abbauen.

Ich habe gehört, daß die »Tibeter« Rückenschmerzen verursachen können. Sollte ich mit dem Üben aufhören?

Nein. Beachten Sie allerdings die anatomisch schonende Haltung der Wirbelsäule. Sie muß dringend sowohl im Stehen als auch im Liegen, Knien und Sitzen so gerade wie irgend möglich gehalten werden. Lesen Sie bitte im entsprechenden Kapitel und bei den einzelnen Figuren nach. Das aufrechte, gerade Stehen, Gehen, Knien usw. ist nicht etwa eine Erfindung der »Tibeter«. Es ist vielmehr die uns Menschen eigene, anatomisch schonende Haltung, die wir eigentlich immer einnehmen sollten.

Nach dem Drehen habe ich oft einen steifen Hals. Ist das normal?

Nein, eigentlich nicht. Wahrscheinlich verkrampfen Sie die Schulter-Hals-Partie beim Drehen. Bleiben Sie locker, oder machen Sie nach dem Drehen Dehnungsübungen.

Stimmt es, daß mit den »Tibetern« die Wechseljahresbeschwerden ausbleiben?

Einige meiner Seminarteilnehmerinnen haben das berichtet.

Können die »Tibeter« die Midlife-Crisis mildern?

Aus eigener Erfahrung kann ich das mit Ja beantworten. Obwohl ich schwere Lebensphasen erlebt habe, ist mir eine eigentliche Lebenskrise bis heute erspart geblieben.

Ich habe gehört, man müsse die »Tibeter« immer bei geöffnetem Fenster üben. Stimmt das?

Luft (und Licht) sind für uns Menschen generell wichtig. Wenn Sie also die Möglichkeit eines offenen Fensters oder zumindest eines gut durchlüfteten Raumes haben, kann das sicherlich nicht schaden. Im Winter allerdings kann ein offenes Fenster kontraproduktiv wirken, denn der große Temperaturunterschied stellt den Körper vor Anpassungsprobleme, die möglicherweise Auslöser für eine Erkältung sein können.

Fragen zur Wirkung

Wenn ich die »Tibeter« täglich anwende, wann kann ich erste Resultate erwarten?
An sich wirken die »Tibeter« vom ersten Praxis-Tag an. Wir realisieren fließende Veränderungen, wie beispielsweise das Grauwerden der Haare, auch erst nach einiger Zeit. Einen deutlichen Leistungsgewinn sollten Sie nach etwa drei bis vier Wochen spüren.

Welches sind die ersten spürbaren Verbesserungen der »Tibeter«?
Die ersten spürbaren Verbesserungen sind unterschiedlich. Viele Menschen empfinden aber die innere Ruhe, die Gelassenheit, den Abbau von Nervosität, ein erhöhtes Selbstbewußtsein, eine innere Stärke und Festigkeit als erste willkommene Anzeichen. Parallel dazu werden alltägliche Leiden wie Kopfschmerzen, Atemnot, Verdauungsprobleme, Müdigkeit usw. abgebaut. Auch wird der Gang eleganter und geschmeidiger, das Treppensteigen fällt erheblich leichter, die Beweglichkeit nimmt zu.

Sie sprechen vom Vertiefen der »Tibeter«. Was verstehen Sie darunter?
Die »Tibeter« sind wie eine gute Lebensschule. Sie zeigen uns, wo und wie wir uns weiterentwickeln und vervollkommnen können. So etwa in Richtung körpergerechte Bewegungen, Streßabbau, natürliche Ernährung oder im richtigen Umgang mit der Emotionalität.

Ich übe am Morgen. Kann ich während des Tages die Wirkung der »Tibeter« auffrischen?

Der erste »Tibeter«, die Drehung, darf vor, nach und auch unabhängig von den übrigen vier Übungen durchgeführt werden. Sie dürfen diesen Muntermacher somit jederzeit praktizieren. Diese Figur können Sie ja auch problemlos in Straßenkleidung machen. Weitere Möglichkeiten sind der sechste »Tibeter« und das Summen.

Sie schreiben, daß die »Tibeter« schön machen. Kann ich das wörtlich nehmen?

Ja, das dürfen Sie ruhig. Ein gedrücktes Aussehen, faltige Haut, aufgeschwollene Glieder durch Wasseransammlungen; all das können die »Tibeter« zuverlässig nach und nach abbauen. Ihr Teint gewinnt an Reinheit, die Haut strafft sich, die Muskeln verlieren Fettgewebe. Und in dem Ausmaß, wie Sie am inneren Menschen wachsen, gewinnt auch Ihre Ausstrahlung. Das ist wahre Schönheit.

Kann ich die »Tibeter« als Muskeltraining oder als Body-Building-Programm benutzen?

Die »Tibeter« bewegen jeden Muskel und stärken erschlaffte Muskelpartien zuverlässig. Sie sind gut geeignet zum Aufbau einer soliden Grundfitness. Als eigentliches Body-Building-Programm sind sie nicht gedacht, obwohl sich einige Figuren auch dazu eignen. Die »Tibeter« verbrennen alles Fettgewebe und generieren reine, durchtrainierte Muskeln.

Die »Tibeter« sind doch ein meditatives Energieprogramm. Warum betonen Sie die körperlichen Aspekte so stark?

Die Fünf »Tibeter« eignen sich unbestrittenermaßen für ein meditatives Üben. Gleichzeitig sind sie aber auch rein körperliche Bewegungsabläufe. Es kann somit nichts Falsches daran sein, wenn Sie die Übungen zuerst einmal gründlich und rein physisch lernen. Weitere vertiefende Schritte stehen Ihnen jederzeit offen. Dank des soliden Fundamentes gelingt Ihnen das rasch und reibungslos. Ich vergleiche die Übungen gerne mit den Tonleiterübungen eines Musikers. Auch er trainiert jeden Tag stundenlang Tonleitern und Fingertechnik. Er übt also rein mechanisch, damit ihm der öffentliche Vortrag um so schöner und ergreifender gelingt.

Weitere Hilfe

Wen kann ich fragen, wenn ich Probleme habe?
Im Buch *Die Fünf »Tibeter«* von Peter Kelder sind die »Tibeter«-Trainer mit Namen und Adresse aufgeführt.

Wie können die Fünf »Tibeter« am besten gelernt werden?
Die wohl sicherste Methode ist der Besuch eines Seminars bei einem ausgebildeten »Tibeter«-Trainer. Auch das Lernen aus Büchern und Video ist denkbar. (Der Scherz Verlag publiziert eine ganze »Tibeter«-Reihe.)

Die »Tibeter«-Seminare

Im vorliegenden Buch habe ich die Bewegungsabläufe und die Zusammenhänge so genau wie möglich beschrieben. Trotzdem mögen Fragen offen bleiben, denn eine Beschreibung kann nie so anschaulich und individuell sein wie persönliche Erklärungen. Aus diesem Grunde biete ich regelmäßig Seminare und Workshops an mit dem Ziel, Ihnen die »Tibeter« so nahezubringen, daß Sie sie sicher und mit viel Freude anwenden können. Die »Tibeter« sind das wohl effizienteste Fitness- und Entspannungsprogramm. Es ist einfach, macht viel Freude und gewährt Vitalität und Gesundheit bis ins höchste Alter.

Präsentation der »Tibeter«

Vorstellung der »Tibeter« in Form von Vorträgen, Animationen, Workshops usw. Geeignet für Firmen, Vereine, Verbände, Gesundheitsforen, Clubs, Ausbildungsinstitute.

Seminare die Fünf »Tibeter«

Entstehung, Wirkung und Anwendung der »Tibeter«. Gründliches Einüben der Bewegungsabläufe. Was ist das Geheimnis der »Tibeter«? Atemtechnik. Wohltuende Entspannung erleben. Streß und Nervosität abbauen. Selbstsicherheit und innere Ruhe aufbauen. Unwohlsein, Krankheit, depressive Stimmungen, chronische Leiden überwinden.

»Tibeter«-TrainerIn-Ausbildung

Die »Tibeter« so vertiefen, daß Sie persönlich optimalen Nutzen daraus ziehen und sie außerdem an Dritte weitergeben können. Offizielle Ausbildung zum Erwerb des Trainer-Zertifikates mit Buch-Eintrag. Vertiefung der »Tibeter« in allen Bereichen: Anatomie, Atemtechniken, Affirmationen, Ganzheitlichkeit, Chakraarbeit, Herzensarbeit, Schulung der Emotionalität, Meditation usw.

Seminare InnerFitness®

Vertiefte Energie-, Herz-, Chakra- und Körperarbeit mit dem Ziel der Persönlichkeitsentfaltung und der persönlichen Leistungssteigerung. Das ultimative Bewußtseins-Training. Ausbau der Vitalität und Lebensfreude. Offen für jedermann; ideale Weiterbildung für »Tibeter«-Trainer.

Weitere Seminare

Über weitere Seminare wie Ernährung, Entschlackung, autogenes Training, Meditation, Motivation, Kreativität usw. orientiere ich Sie jederzeit gerne.

Informationen erhalten Sie bei:

Arnold H. Lanz
Diesbachstrasse 18
CH-3012 Bern
Tel.: (+ 41) 03 13 02 01 33
E-Mail: alabe@greenmail.ch
Besuchen Sie meine Homepage mit vielen interessanten Informationen zu den fünf »Tibetern« und vielen Gesundheitsfragen: www.lanz.li

Literatur

Burroughs, Stanley, *Heilung für ein neues Zeitalter,* Edition AUM, Dachau, [4]1994.

Ehret, Arnold, *Die schleimfreie Heilkost,* Verlag Waldthausen, Ritterhude, [9]1996.

Gillessen, Brigitte, *Das Energieprogramm der Fünf »Tibeter«,* Scherz Verlag, Bern und München, [3]1999.

Hobert, Ingfried, *Gesundheit selbst gestalten,* Scherz Verlag, Bern und München, [5]1996.

Kelder, Peter, *Die Fünf »Tibeter«,* Scherz Verlag, Bern und München, [47]1999.

Konderding, M.A., *Wirbelsäulengymnastik,* Verlagsgemeinschaft für Wirtschaft und Information, Zürich, [2]1995.

Lanz, Arnold, *Die stressfreie Organisation,* SmartBooks Verlag, Kilchberg/Zürich, 1998.

– *Das Schwarz-Weiss-Buch der Mitarbeiter-Motivation,* SmartBooks Verlag, Kilchberg/Zürich, 1998.

Magyarosy, Maruscha, *Intelligenz des Herzens durch die Fünf »Tibeter«,* Scherz Verlag, Bern und München, [2]1998.

Schwarz, Aljoscha, *Wyda – die Kraft der Druiden,* Verlag Hermann Bauer, Freiburg im Breisgau, [2]1993.

Simonsohn, Barbara, *Die Fünf »Tibeter« mit Kindern,* Scherz Verlag, Bern und München, [3]1996.

Wandmaker, Helmut, *Rohkost statt Feuerkost,* Goldmann Verlag, München, 1996.

Index

Abklopfen 48
Ablagerungskrank-
   heiten 78
Affirmationen 105, 112 ff.
Akupunktur 102
Alter 170
Ältere Menschen 171
Alterserscheinungen 123
Angst 96
Angsthaltung 24, 46
Ärger 119
Arme Sünder 156
Arroganz 135
Arthritis 52, 78
Arthrose 52
Asthma 81
Atemfülle 27
Atemleere 27
Atemnot 19
Ausdauertest 128, 131
Ausgangsposition 25
Ausleitungsverfahren 98
Ausscheidung 134

Ballettänzer 33
Bauchatmung 28 f., 32, 48
Bauchmuskeln, straffe 117
Bauchmuskulatur 62

Beckenboden-Muskeln
   122 f., 128
Beckenhaltung 22
Beckenkippen 35
Beinbewegung 37
Bekleidung 67
Berg 57 ff., 131 ff.
Bewegung 101
Bindegewebe, loses 101
Blutkreislauf 99
Blutspenden 98
Body-Building-
   Programm 182
Bradford, Colonel 11 f.
Brücke 50, 127 ff.

Chakra 76, 151 f.
Chronische Leiden 78
Chronische Müdigkeit 73

Damm-Muskeln 122
Dehnen 43
Depressive Stimmungen 78
Der erste »Tibeter« 30, 110
Der zweite »Tibeter« 35,
   116
Der dritte »Tibeter« 43,
   121

Der vierte »Tibeter« 50, 127

Der fünfte »Tibeter« 57, 131

Der sechste »Tibeter« 143 ff.

Der siebente »Tibeter« 149

Drehrichtung 32

Drüsen 151 f.

Durchblutung 148

Durchfall 19

Duschen 168

Eifersucht 119

Elan 62

Emotionale Wunden 156

Endokrine Drüsen 76

Energiezentren 76, 150

Engstirnigkeit 134

Entenhaltung 23

Enthaltsamkeit 145

Entschlackung 98

Entspannung 20, 41, 67, 166

Entspannungsbilder 86, 136, 159

Erbrechen 19, 81

Ernährung 84 f.

Essen 168

Farben 68

Ferien 74

Finanzielle Probleme 119

Finanzieller Ruin 106

Fröhlichkeit 133

Furcht 119

Gähnen 178

Geheimnis ewiger Jugend 11

Genußmittel 84

Geopathische Belastung 84

Geschmeidigkeit 131, 147

Giftstoffe 81

Grippe 19

Grundfitness 63

Haarwuchs 14

Halbmond 43 ff., 121 ff.

Hals, steifer 180

Halsstarre 33

Haltung, aufrechte 22

Harmonisieren 153

Headsche Zonen 102

Hektik 78

Herzinfarkt 125, 134

Hippokrates 98

Hohlkreuz 22, 36

Hormonelle Drüsen 77

Hüftgelenk, künstliches 71

Hüfthaltung 22

Immunsystem 83 ff.

Intoleranz 129 f., 134

Isometrik 122

Jähzorn 135
Jungbrunnen 12

Kerze 35, 116 ff.
Kinder 171
Kleidung 174
Kobrahaltung 57
Konditionstraining 131
Konzentration 100
Konzentrationsfähigkeit 78
Kopfschmerzen 78 f., 81,
    179
Körperbeben 147
Körperentschlackung 52
Körperreinigung 98
Körpertemperatur 19
Körperverständnis 79
Kraft 134
Krafttraining 127
Krankheit 74, 177
Kreisel 30, 99, 110 ff.
Kreislauf 62, 99
Kreislaufbeschwerden 176
Kreislaufprobleme 19, 135
Kreislaufstörungen 125
Kummerhaltung 23 f., 46
Kurzsatz 113 f.
Kutscher 55 f.

Lachen 155
Lebensfreude 110
Lebensmittelzusätze 84
Lebensphilosophie 15

Lebensschule 79
Lebensthema 151
Liebe 134
Linkshänder 32
Logik 144
Lymphe 67, 100 f.

Magenprobleme 125
Medikamente 84
Meditatives Energie-
    programm 182
Meditieren 172
Mentales Üben 142
Meridiane 102
Midlife-Crisis 180
Migräne 19, 78, 81
Monatsblutung 179
Mund, geöffneter 45, 179
Muskelkater 64, 178
Muskeltraining 182
Mut 110

Nebenwirkungen 71
Nervensystem 100
Nervosität 79 f., 100
Niedergeschlagenheit 80
Nierenatmung 48

Operation 71 ff., 176

Paket 47 f.
Pausen 166
Planung 106

Positive Gedanken 108
Positive Lebens-
  einstellung 133 f.
Potenz 143 f.

Quelle der Jugend 11, 75

Radfahren 116
Reflexpunkttheorie 102
Regelstörungen 78
Reihenfolge 67
Repetitionen 66, 165
Resultate 181
Rheuma 52, 81
Risiken 71
Rolfing 63 f.
Rücken, kräftiger 127
Rückenmuskulatur 62
Rückenprobleme 134
Rückenschmerzen 21, 72,
  175, 179
Rückwärtsbiegen 45
Ruin 106
Rundrücken 36, 38, 40

Schilddrüse 26
Schilddrüsenprobleme 173
Schlafstellung 61
Schlafstörungen 78
Schlankheit 62, 129
Schmuck 67
Schock 103
Schönheit 82 f.

Schwangerschaft 71, 173
Schwellungen 123
Schwindel 32, 174
Schwung 30, 62
Seelenleben 76
Selbstmitleid 104
Sex 144
Sexualkraft 144
Sorgen 96, 119, 134, 157
Sportart 116
Sportverletzung, 63
Stand, fester 31
Standfestigkeit 62
Steifer Hals 180
Stimmbänder 26
Stramme Haltung 23 f.
Streß 78, 84
Stretchen 45
Summen 149 ff.

Taiji 63 f.
Tabus 145
Tagesablauf 69
Tageszeit 167
Tennisarm 63
Trotz 129

Übelkeit 81
Umweltbelastung 84
Unruhe 81

Verdauung 134
Verdauungsorgane 54

Verstand, geschärfter 132 f.
Verstandesmenschen 144
Verstopfung 81
Vorurteile 129 f.
Vibrieren 153

Wann üben? 69
Wasseransammlungen 123
Wechseljahresbeschwerden
    78, 180

Wiederholung 65 f., 165,
    169 f.
Wirbelsäule 35 ff., 118, 175
Wo üben? 71
Wunden, emotionale 156 f.

Yoga 63 f.

Zwerchfell 28
Zygo 158